Dr. Harvey M. Ross
Patient Seele

Dr. Harvey M. Ross

Patient Seele

Mit der Ernährungstherapie
Depressionen überwinden

Ratgeber Ehrenwirth

Die Deutsche Bibliothek – CIP-Einheitsaufnahme

Ross, Harvey M.:
Patient Seele : die Ernährungstherapie zur Überwindung von
Depressionen / Harvey M. Ross. [Aus dem Amerikan. von
Irene Meyer]. – München : Ehrenwirth, 1995
(Ratgeber Ehrenwirth)
Einheitssacht.: Fighting depression <dt.>
ISBN 3-431-03380-6

Aus dem Amerikanischen von Irene Meyer / AMS Autoren- und Medienservice
© 1992 by Harvey M. Ross
Der Text dieser Ausgabe folgt der zweiten überarbeiteten Auflage der
Originalausgabe. Sie erschien 1992 unter dem Titel *Fighting Depression* bei
Keats Publishing, Inc., New Canaan, Connecticut, USA.

ISBN 3-431-03380-6
© 1995 by Ehrenwirth Verlag GmbH, Schwanthalerstr. 91, D-80336 München
(für die deutsche Ausgabe)
Umschlag: Rainald Schwarz, München
Titelfoto: Sigrun Lenk, München
Satz: ew print & medien service gmbh, Würzburg
Druck: Landesverlag, Linz
Printed in Austria 1995

Inhalt

Vorwort zur Erstausgabe (1975) 10
Vorwort zur überarbeiteten Auflage (1987) 12
Vorwort zur zweiten Überarbeitung (1991) 13

Teil 1: Was sind Depressionen? 15
Depressionen können jeden treffen 17
Depressionen aus der Sicht des Patienten 21
Depressionen aus der Sicht von Familie und Freundeskreis 24
  Was kann man als Familienmitglied oder Freund tun? 25
  Verlauf der Krankheit 30
  Genesungsphase 30
Selbstmord als letzte Ausflucht 33
Depressionen aus der Sicht des Arztes 38

Teil 2: Depressionen und Blutzuckermangel 43
Die Wirkung der Ernährungstherapie 45
Müdigkeit und Blutzuckermangel 50
Diät bei Blutzuckermangel 57
Behandlungsdiät 59
  Erlaubte Nahrungsmittel 59
  Was man streng vermeiden sollte 60
  Darf man sündigen? 62
  Unterschiedliche Behandlungsphasen 62
  Das Erreichte durch Diät halten 67
Fallstudien mit Happy-End 71
Blutzuckermangel: Fragen und Antworten 82

Teil 3: Andere medizinische Ursachen der Depressionen 91
Viren und Depressionen 93
  Chronisches Müdigkeitssyndrom 96
Hefepilzinfektionen 97
Nahrungsmittelunverträglichkeit und Stimmungsschwankungen 103

Teil 4: Behandlung von Depressionen 105
Behandlung mit Medikamenten 107
Lithiumbehandlung 111
Aminosäurenbehandlung 116
Psychotherapie 120
Elektrokrampftherapie (EKT) 126

Teil 5: Wer kann helfen? 133
Die richtige Arztwahl 135
Welche Hilfsangebote gibt es? 137

Meiner Mutter und meinem Vater,
die uns Kindern durch ihre Liebe,
Fürsorge und Unterstützung alles ermöglichten

Danksagung

Mein besonderer Dank gilt

Jacqueline Zimmermann, die dieses Buch konzipierte und mir stets mit Anregungen zur Seite stand;

Frank Murray für sein Interesse und seinen fachlichen Rat bei der Herausgabe;

meinen Patienten, die mir ihre Gedanken, Beobachtungen und Erfahrungen mitteilten und mich zu neuen Erkenntnissen führten;

Ronald L. Platt, dessen Rat mir Gebiete eröffnete, die ich sonst nicht berücksichtigt hätte;

Allan und Janet Cott, mit denen ich schon lange Zeit freundschaftlich verbunden bin und durch die ich die orthomolekulare Psychiatrie kennenlernte. Sie schenkte mir die Freude, mit der ich heute meiner Tätigkeit als Arzt nachgehe.

Dr. Harvey M. Ross

Vorwort

Aus meiner Studienzeit ist mir ein hervorragender Medizinprofessor in Erinnerung geblieben. Ich kann mich nicht mehr an seinen Namen erinnern, wohl aber an seine Fachkenntnis, Freundlichkeit, Intelligenz und an sein Mitgefühl. Mich beeindruckte weniger die Art, wie er Wissen über Krankheiten vermittelte, als sein Verständnis für die Bedürfnisse der Patienten. Er konnte gut zuhören. Und er betonte immer wieder, daß Patienten sich selbst und ihren Körper am besten kennen und daß dieses Wissen nicht im geringsten mit Intelligenz oder Bildung zu tun habe.

»Wenn ein Patient mit Kopfschmerzen zu Ihnen kommt und über kleine Männchen klagt, die in seinem Kopf hämmern und dröhnen, ist es Ihre Aufgabe, diese Männchen zu finden!« pflegte er zu sagen.

Nach Abschluß meines Studiums und einer praktischen psychiatrischen Ausbildung war ich Psychiater an einer vorwiegend psychiatrisch ausgerichteten Klinik, deren Patienten die verschiedensten Formen psychiatrischer Störungen aufwiesen. Meist wurden sie mit der Diagnose Schizophrenie oder schwere Depression eingewiesen. Im Durchschnitt wurden sie nach weniger als drei Wochen wieder entlassen, nach entsprechend intensiver Behandlung. Hier kam ich mit den verschiedensten Behandlungsmethoden, darunter auch der Elektroschock- und Arzneimittelbehandlung, in Berührung. Später begann ich, mich für die orthomolekulare Psychiatrie zu interessieren, und wendete bei Depressionen und anderen psychischen Störungen regelmäßig die Megavitaminbehandlung bzw. eine korrektive Diät an.

Während meiner ersten Jahre an der Klinik praktizierte ich auch privat. Meine Arbeit umfaßte Analyse, praktische Beratung und gezielte Therapie; daneben setzte ich auch physikalische Behandlungsmethoden ein. Die Einsichten, die meine Patienten entwickelten, befriedigten zwar mein berufliches Interesse, aber ich war oft enttäuscht, wenn die erwartete Besserung des Gesundheitszustands dennoch ausblieb. An der Behandlungsmethode lag es nicht, vielmehr an der falschen Anwendung eines wirksamen Mittels. Es war, als wolle man mit einer Pinzette Unkraut jäten. Pinzetten sind nützliche Instrumente, vorausgesetzt, man wendet sie zweckentsprechend an.

Damals behandelte ich die Patienten eines Kollegen, der sich auf die Megavitaminbehandlung spezialisiert hatte, mit Elektroschock. Bei schizophrenen Patienten, die auf die Behandlung mit Vitaminen und Beruhigungsmitteln nicht ansprachen, wurde eine Behandlung durch Elektroschock angeordnet. Die Vitaminbehandlung hielt ich eigentlich für eine harmlose Spielerei. Ich beobachtete zwar eine Genesung bei den Patienten, führte sie aber ausschließlich auf die Elektroschockbehandlung zurück. Allerdings fiel mir auf, daß Patienten, die mit Megavitaminen behandelt wurden, rascher auf Elektroschocks ansprachen und weniger unerwünschte Nebenwirkungen aufwiesen als Patienten ohne Megavitamingaben. Überzeugt von der Wirksamkeit der Megavitaminbehandlung wurde ich jedoch erst, als ich während der Abwesenheit meines Kollegen für drei Wochen sein Notfalltelefon übernahm.

In einigen Fällen riefen mich Angehörige von Patienten an und schilderten das Wiederauftreten vieler schizophrener Symptome ein bis zwei Tage nach dem Absetzen der Vitamine bzw. der Diät. Noch war ich skeptisch, aber mein Interesse war geweckt. In den folgenden Monaten beobachtete ich die Patienten meines Kollegen genauer. Dann erprobte ich seine Behandlungsmethoden an einigen meiner eigenen Patienten, die ich jahrelang erfolglos durch Psychotherapie, Arzneimittel und – in einem Fall – auch stationär und mit Elektrokrampftherapie behandelt hatte.

Als ich bei einigen Patienten, deren Zustand seit Jahren unverändert war, vielversprechende Fortschritte beobachtete, wurde mir klar, daß die Megavitamintherapie eine zuverlässige Behandlungsmethode war. Die folgenden drei Jahre erwiesen sich als sehr anstrengend und arbeitsintensiv, aber ich blieb interessiert, zufrieden und beruflich erfüllt. In dieser Zeit lernte ich Näheres über die Megavitaminbehandlung.

In den folgenden Kapiteln werden Depressionen und meine Behandlungsmethoden genauer erläutert. Obwohl ich der orthomolekularen Psychiatrie große Aufmerksamkeit widmen werde, möchte ich doch darauf hinweisen, daß sie keineswegs die einzige Behandlungsmethode darstellt. Hartnäckigere Fälle von Depressionen verlangen unterschiedliche Behandlungsansätze, denn schließlich bleibt das oberste Ziel die Genesung des Patienten. Leider wird die Ernährungstherapie von vielen Ärzten und Psychiatern ignoriert, obwohl sie den ungezählten Menschen, die unter verschiedensten Formen psychischer Störungen leiden, Hoffnung und Hilfe bieten könnte.

Betonen möchte ich deshalb, daß Depressionen kein Schicksal sein müssen, denn es gibt ausreichende Möglichkeiten medikamentöser psychiatrischer bzw. über die Ernährung gesteuerter Behandlungsmethoden, die Heilung bringen. In diesem Bereich arbeiten viele spezialisierte Ärzte. Nutzen Sie also jede Gelegenheit, um sich oder Ihren Nächsten von der beängstigenden und lähmenden Wirkung einer Depression zu befreien.

Vorwort zur überarbeiteten Auflage

Mehr als zehn Jahre sind vergangen, seit ich mit der Niederschrift zu diesem Buch begann. Mehr Menschen denn je leiden heute unter Depressionen; immer noch wählen depressive Menschen den Freitod; aber glücklicherweise wird heute mehr für die Behandlung einer Depression getan.

Es wird mehr getan, weil man heute mehr über manche Ursachen weiß, die zu Depressionen führen können. Und je besser man die Ursache kennt, desto genauer kann man bei der Behandlung ansetzen. Das gleiche Prinzip gilt auch für bakterielle Infektionen: Zunächst werden die Bakterien bestimmt, dann wird ein Antibiotikum verschrieben, das die Infektion wirksamer bekämpfen kann als etwa Aspirin und warme Getränke. Depressionen, deren Behandlung bisher erfolglos blieb, zeigten in einigen Fällen deutliche positive Veränderungen, als man neuen Ursachen der Depression auf die Spur kam.

Die Behandlung zweier dieser möglichen Ursachen hat einen beträchtlichen Teil meiner Arbeit ausgemacht und ist in dieser überarbeiteten Fassung näher beschrieben, nämlich Nahrungsmittelunverträglichkeit und Infektionen durch den Candida-Hefepilz. Beide können sich, zusammen mit anderen Begleitsymptomen, als Depression äußern. Außerdem können Depressionen aber auch ein wesentliches Symptom bei chronischen Virusinfektionen sein. Die Beeinflussung der Neurotransmitterproduktion durch Aminosäuren ist ein weiterer vielversprechender Ansatz zur Bekämpfung von Depressionen. Auch die Diät bei Blutzuckermangel (Hypoglykämie) ist in diesem überarbeiteten Buch berücksichtigt.

Weder die neuen Behandlungsmethoden noch die Kenntnis der Bedingungen, die als Mitverursacher von Depressionen gelten, konnten die Krankheit bisher endgültig eindämmen. Aber sie machen es ihr immer schwerer, und dies sollte allen, die unter Depressionen leiden, ein Zeichen der Hoffnung sein.

Dr. Harvey M. Ross
Los Angeles, im März 1987

Vorwort zur zweiten Überarbeitung

In den 16 Jahren seit der Erstauflage dieses Buchs ist das Auftreten von Depressionen keineswegs seltener geworden, und es leiden nach wie vor Patienten, Angehörige und Freunde unter ihren Folgen. Größere Anerkennung findet jedoch die Auffassung, daß Depressionen nicht mehr nur durch die besonderen Lebensumstände erklärt werden können. Psychiatrische Zeitschriften sind voll von Berichten über Erfolge oder Mißerfolge mit neuen Medikamenten. Jeden Monat werden neue Ergebnisse aus der Grundlagenforschung über die biochemischen Vorgänge bei Depressionen vorgestellt. Die Ernährung oder andere medizinische Umstände als mögliche Ursachen für Depressionen werden von den meisten Ärzten weitgehend ignoriert oder als unwichtig abgetan.

Dieses Buch setzt dort an, wo die Diskussionen über die Ursachen von Depressionen meist enden. Blutzuckermangel, Nahrungsmittel- und Hefeunverträglichkeit sowie Virusinfektionen werden als allgemeine medizinische oder nahrungsbedingte Ursachen in Betracht gezogen und ernst genommen. Alte und neue Behandlungsmethoden werden ausführlich dargestellt. Schließlich finden sich zu den in diesem Buch aufgezeigten Ursachen von Depressionen und den möglichen Therapien auch Informationen darüber, wo man Hilfe erwarten kann.

Unterstützung bei dieser Überarbeitung erhielt ich von Christine Coue-
ron, die sich um mein Büro kümmert, sowie von Barbara Ross und Jean
Trousdale, die für mein Wohlergehen sorgen.

Dr. Harvey M. Ross
Los Angeles, im August 1991

Teil 1

Was sind Depressionen?

Depressionen können jeden treffen

Der Anteil von Patienten mit depressiven Symptomen ist in der psychiatrischen Praxis allgemein hoch. Manchmal ist die Depression das einzige Symptom, manchmal eines von vielen innerhalb eines übergeordneten Krankheitsbilds. Depressionen sind ein traumatisches Erlebnis, denn sie stören nachhaltig das Familienleben und können, oft als letzte Ausflucht, zum Selbstmord des Patienten führen.

Wie vieles im Leben lassen sich Depressionen aus der Sicht des Betroffenen definieren. Aber wie bei den drei Blinden, die drei verschiedene Beschreibungen eines Elefanten geben, bieten auch Depressionen ein unterschiedliches Bild, je nach Betrachtungsweise des Patienten, der Familie und des Arztes. Der Patient zeigt dabei typische Krankheitssymptome, wie Traurigkeit, Tränen, Hoffnungslosigkeit, er zieht sich immer mehr zurück, verliert seine Selbstachtung und entwickelt große Schuldgefühle. Ihm nahestehende Personen sehen die Krankheit aus einer anderen Perspektive. Wird sein Zustand als Krankheit erkannt, kann die Familie mehr Hilfe und Unterstützung anbieten. Viel zu oft weigern sich Angehörige jedoch, Depressionen als Krankheit anzusehen; sie geben falsche Ratschläge oder verachten den Patienten wegen seines Verhaltens. Eine solche Reaktion wirkt auf den Betroffenen eher als Bestärkung seines Gefühls der Wertlosigkeit. Die dritte wichtige Perspektive ist die des Arztes. Ihm kommt es nicht nur auf das Erkennen der Krankheit, sondern auf eine weiter gehende Diagnose an, damit eine geeignete Behandlung einsetzen kann. Natürlich verlangen verschiedene Ausprägungen von Depressionen auch unterschiedliche Behandlungen. Sie reichen von rein nahrungsbezogenen bis zu ausschließlich psychologischen Methoden. In vielen Fällen wird eine Kombination mehrerer Methoden angebracht und hilfreich sein.

Nach einer Voruntersuchung stellt der Arzt die Diagnose. Hierzu spricht er mit dem Patienten und mit den ihm nahestehenden Personen. Während dieser Informationsphase beobachtet der Arzt die körperliche und seelische Verfassung, das Verhalten und die Einstellung des Patienten. Routinemäßig werden körperliche, psychologische und labortechnische Untersuchungen durchgeführt. Aus diesem Material ergeben sich dann die Diagnose und der Behandlungsplan.

Wird dieser Behandlungsplan dem Patienten und seinen Angehörigen unterbreitet, herrscht oft Verwirrung. Vielleicht kann dieses Buch einen Teil dieser Unsicherheiten bezüglich der psychiatrischen Behandlungsmethoden mindern. Häufige Anwendung finden folgende Methoden (nicht nach Wichtigkeit aufgelistet): orthomolekulare Psychiatrie (Megavitamintherapie), Psychotherapie, Arzneiverordnung und Elektrokrampftherapie sowie die Gabe von Lithium, einem Spurenelement.

Durchschnittlich weisen die Fälle depressiver Störungen in einer psychiatrischen Arztpraxis ein breites Spektrum auf. Die meisten Patienten können durch die Behandlung wieder ein normales Leben führen. Bei anderen läßt sich nur schwer sagen, ob sie letztlich selbstzerstörerisch handeln. Zu den vielfältigen Aspekten der Depression einige Beispiele:

- Um 5 Uhr morgens kletterte eine Frau mittleren Alters auf das Dach eines fünfgeschossigen Hauses und sprang hinunter. Sie war auf der Stelle tot.
- Ein Mann in den Zwanzigern hinterließ seiner Familie einen Abschiedsbrief und ging in die Bergwälder, um dort zu sterben.
- Der 11jährige Chris, ein aufgeweckter rothaariger Junge mit sommersprossigem Gesicht, weinte jedesmal, wenn seine Eltern mit ihm sprachen.
- Frank, ein fleißiger, einst dynamischer Geschäftsmann, sieht sich in schlechten Zeiten sowie nach schlechten Geschäftsabschlüssen mit dem drohenden Verlust seines hart verdienten Geldes konfrontiert und ist kaum mehr in der Lage, alltägliche Entscheidungen zu treffen.
- Nach der Geburt ihres Säuglings liegt eine junge Mutter nur weinend im Bett.
- Seit zehn Jahren versagt Lorrie, normalerweise glückliche Mutter und Frau eines erfolgreichen Geschäftsmannes, jedes Frühjahr drei Monate lang, wobei sie ihren häuslichen und gesellschaftlichen Pflichten nicht mehr nachkommt und sich von ihrer Familie zurückzieht.

Alle hier genannten Menschen leiden unter Depressionen, jener Stimmungsstörung, die zu tiefer Traurigkeit führt. Jeder von uns war schon traurig, ohne gleich depressiv zu sein, das ist ganz alltäglich. Wenn Held und Heldin sich im Film »nicht kriegen, drückt das schon einmal auf die Tränendrüsen«. Auch nach dem Abschluß der Schule oder des Studiums sieht man vielleicht wehmütig auf den vergangenen Lebensabschnitt zurück. Traurig ist auch der Abschied von einem geliebten Menschen, sei es für ein Jahr oder nur für eine Woche. Und auch die Niederlage der eigenen Fußballmannschaft läßt einen Fan kurzzeitig melancholisch werden.

Klinische Depressionen sind aber sehr viel mehr als nur Traurigkeit: ihnen ist immer eine gewisse Hoffnungslosigkeit eigen. Depressive Menschen sehen ihren Zustand meistens als dauerhaft an. Sie haben das Gefühl, ihr Leben wird immer nur traurig verlaufen. Ihre Zukunft erscheint ihnen hoffnungslos.

Man unterscheidet dabei bestimmte Grade der Hoffnungslosigkeit. Manche depressive Patienten erkennen, daß ihre Hoffnungslosigkeit nur auf Gefühlen basiert, während ihre Vernunft sie eines Besseren belehrt. Sie erkennen, daß ihre Hoffnungslosigkeit von ihrer Krankheit kommt, haben also in gewissem Maß Krankheitseinsicht. Bei weniger »begünstigten« Patienten entspringt die Hoffnungslosigkeit dem Kopf und dem inneren Gefühl.

Die Unterscheidung in Seele und Geist ist für den Arzt bei der Beurteilung der Depression eines Patienten wichtig und wird bei der Festlegung von Behandlungsmethoden berücksichtigt. Depressionen können unterschiedlich schwerwiegend sein, je nachdem, wie das Verhältnis von Seele und Geist bei der Beurteilung der Hoffnungslosigkeit ist. Im Extremfall sieht ein Patient sein Leben mit seinem Herzen und seinem Verstand als völlig hoffnungslos an. Hier handelt es sich um einen echten psychiatrischen Notfall, denn ein solcher Patient ist in hohem Maß selbstmordgefährdet.

Daß ein Patient den Freitod als Ausweg aus einem hoffnungslosen, traurigen Leben ohne Perspektiven wählt, ist leicht nachzuvollziehen. Der Leidensdruck der Depression ist enorm groß. In weniger schweren Fällen taucht dieses Gefühl der Hoffnungslosigkeit immer wieder auf, vergeht aber auch wieder. Auch wird es verstandesmäßig als Symptom einer Krankheit, nicht als Wirklichkeit betrachtet. Zwischen diesen Extremen liegen zahlreiche Mischformen von Depressionen.

Traurigkeit und Hoffnungslosigkeit zeigen sich nach außen auf verschiedene Weise. Traurigkeit erkennt man an einem Mangel an Lebensfreude. Alles erscheint schwer, bedrückend und düster. Meist werden traurige Vorkommnisse überbewertet, alles andere wird ignoriert oder in negatives Licht gezogen. Zu keiner Gelegenheit kommt auch nur die geringste Freude auf. In jeder Situation sieht man nur die negativen Aspekte.

Dabei sucht der Depressive nicht aktiv nach den negativen Seiten seines

Lebens. Es ist eher so, als trüge er eine Brille, die in jeder Situation das Negative hervorhebt und alles Positive ausblendet. Neben offensichtlichen Anzeichen von Traurigkeit treten bei depressiven Menschen auch andere Veränderungen auf; eine typische Äußerung ist der Rückzug auf sich selbst.

Depressive ziehen sich in unterschiedlichem Maß von der Familie, von Freunden und von gewohnten Tätigkeiten zurück. Manchem Betroffenen gelingt es, bei der Arbeit oder bei gesellschaftlichen Verpflichtungen den Anschein von Normalität zu wahren. Zu Hause ist es ihm aber oft nicht mehr möglich, und er kapselt sich bei jeder Gelegenheit ab.

Die Depression kann auch körperliche Symptome hervorrufen. Oft wird ein veränderter Appetit beobachtet, meist nehmen der Appetit und dadurch auch das Körpergewicht ab. Seltener ist eine Gewichtszunahme durch gesteigerten Appetit. Es treten Schlafstörungen auf, oft in Form von Schlaflosigkeit, Durchschlaf- oder Einschlafstörungen. Manchmal tritt auch das Gegenteil ein – der Patient schläft bei jeder Gelegenheit. Auch die Verdauung kann durcheinandergeraten. Oft liegt eine Depression vor, wenn für verschiedene körperliche Beschwerden selbst nach wiederholten Untersuchungen keine Ursache gefunden werden kann. Unterleibs-, Rücken- und Kopfschmerzen sind typische Beispiele solcher Beschwerden. Vielleicht sind diese körperlichen Beschwerden sogar die einzigen Symptome der Depression. Ärzte sollten daher berücksichtigen, daß wiederholt auftretende und unklare körperliche Beschwerden auf Depressionen zurückgeführt werden könnten. Mehr dazu wird im Kapitel über Blutzuckermangel (Hypoglykämie) gesagt.

Depressionen aus der Sicht des Patienten

Wenn aus Traurigkeit und Hoffnungslosigkeit Depressionen werden, so ist das mehr als nur die Summe von beiden. Traurigkeit allein ist zu ertragen und trifft jeden einmal. Doch will dieses Trauern niemals aufhören, so geht dies über die normale Traurigkeit hinaus. Die tiefe Verzweiflung eines depressiven Menschen kann man sich vorstellen, wenn man sich an eine Situation in der eigenen Vergangenheit erinnert, in der man sehr verzweifelt war, in der die Zukunft trostlos schien und am Arbeitsplatz wie im Familienleben oder Freundeskreis alles schiefging. Versetzen Sie sich in diese Zeit zurück, in dem Gedanken, zu 90% bestünde die Aussicht auf Besserung Ihrer Situation. Nehmen Sie dann nur eine 50%ige und 25%ige Wahrscheinlichkeit auf Besserung und am Ende gar keine mehr an. Dies gibt Ihnen einen kleinen Einblick in das Seelenleben eines depressiven Menschen, der ohne die Hoffnung auf Besserung immer depressiver wird. Schreitet die Depression weiter voran, sieht man also in der Zukunft nichts als tiefe Traurigkeit, und der Gedanke an Selbstmord gewinnt immer mehr an Gestalt und Wahrscheinlichkeit.

Ein unter Depressionen leidender Mensch gibt nach und nach seine Gewohnheiten auf. Er fühlt sich in der Gegenwart anderer Menschen unwohl und fehl am Platz, und sein Interesse an einst geschätzten Dingen schwindet. Manchmal erscheint der Gang zum Arbeitsplatz als lästige Pflicht. Familienmitglieder und Freunde werden auf Distanz gehalten. Schwer depressive Patienten vernachlässigen die tägliche Hygiene und achten nicht mehr auf ihr Äußeres.

Alles, was geschieht oder geschehen kann, wird mit äußerstem Mißtrauen betrachtet, Positives wird kaum oder gar nicht wahrgenommen. Wird man zum Beispiel als Familienangehöriger mit solchem Verhalten täglich konfrontiert, ist man leicht überfordert.

Depressionen verändern nicht nur die Einstellung oder bestimmte Verhaltensmuster, oft treten auch körperliche Veränderungen hinzu. Wie bereits erwähnt, ändert sich der Appetit, d.h., es erfolgt eine Gewichtszunahme oder -abnahme. Auch Schlaflosigkeit kann ein erstes Warnzeichen sein. Schlafstörungen können verschiedene Formen annehmen: Einschlafstörungen, häufiges Aufwachen während der Nacht und Aufwachen am frühen Morgen. Schlafstörungen sind deshalb kritisch, weil sie nicht nur den für die körperliche und seelische Gesundheit wichtigen Schlaf entziehen, sondern dem Patienten außerdem genügend Zeit lassen, seinen trüben Gedanken über die eigene Niedergeschlagenheit nachzuhängen. Manchmal verliert ein Patient jegliches Interesse am Geschlechtsverkehr. Dieses Desinteresse wird vom Patienten selbst oft als tiefgreifende und dauerhafte Veränderung angesehen und nicht als das erkannt, was es ist – ein Symptom der Depression. Bei manchen Patienten ist die Depression nicht zu jeder Tageszeit gleich stark; manchmal ist sie morgens, manchmal im Verlauf des Tages stärker. Solche Schwankungen im Tagesablauf, begleitet von etwaigen Schlafstörungen, geben dem Arzt bei der Diagnosestellung Anhaltspunkte über die vorliegende Art der Depression.

Ein depressiver Mensch erlegt sich meist selbst vielerlei Qualen auf, weil er Situationen falsch auslegt oder bewertet. Ebenso wie er sein Desinteresse am Geschlechtsverkehr mißversteht und überbewertet, versteht der depressive Patient auch andere Erfahrungen im Leben als Beweis seiner eigenen Wertlosigkeit und Schuld. Alle möglichen Situationen, auch lange zurückliegende Ereignisse, werden in negativem Licht betrachtet, um seine Wertlosigkeit, seine Schuld und seine Fehleinschätzung zu bekräftigen. Das Wiederausgraben vergangener Vorkommnisse und ihr falsches Einordnen ist typisch für viele depressive Zustände. Die meisten Depressionen gehen mit einem Gefühl der Wertlosigkeit und mit Selbstvorwürfen einher. Wichtig ist, daß solche Äußerungen und Gefühle als Symptome einer Krankheit erkannt und nicht einzig nach ihrem Inhalt bewertet werden.

Typisch bei depressiven Patienten ist auch ein eigenartiger Gedächtnisverlust. Die Hoffnungslosigkeit bezieht sich sowohl auf vergangene als auch auf zukünftige Ereignisse. Ein depressiver Patient kann sich nicht erinnern, je Freude empfunden zu haben. Er kann sich zwar der bestimmten Situation entsinnen, aber nicht seiner Gefühle. Es ist, als ob er nie Freude gekannt hätte. Derselbe Gedächtnisverlust für Positives ist auch bei Patienten zu beobachten, deren Zustand sich leicht bessert. Hier kann es einen guten Tag völlig ohne Depressionen geben, gefolgt von einem Tag mit schweren Depressionen. An solch einem Tag erinnert sich der Patient nicht einmal an die angenehmen Dinge des Vortages. Vergangene sowie gegenwärtige glückliche Augenblicke werden ausgeblendet.

Drei wichtige Dinge kann jeder, der unter Depressionen leidet, für sich selbst tun:

1. Erkennen Sie die quälenden Gedanken und die körperlichen Veränderungen als das, was sie sind – Symptome einer Krankheit.
2. Betrachten Sie Depression als eine Krankheit.
3. Machen Sie sich klar, daß diese Krankheit wie jede andere geheilt werden kann. *Es besteht kein Grund, deprimiert zu bleiben.*

Depressionen aus der Sicht von Familie und Freundeskreis

Familienmitglieder und Freunde beobachten am Patienten oft die Anzeichen von Depressionen, können sie aber nicht deuten. Nahestehende bemerken, daß gewöhnliche Situationen, die normalerweise freudige Reaktionen hervorrufen, vom Patienten nicht registriert werden. Eigene Leistungen, Komplimente, Aktivitäten und Belohnungen im privaten Umfeld des Patienten bleiben ohne die erwartete freudige Reaktion. Tatsächlich empfindet ein depressiver Mensch keinerlei positive Gefühle wie Freude, Vergnügen oder Glück. Beispiele gibt es viele: Ein depressiver Großvater stößt seinen liebevollen Enkel zurück; der Geschäftsmann zeigt sich uninteressiert und unbeeindruckt von seinem geschäftlichen Erfolg; ein hübsches junges Mädchen merkt nicht, wie beliebt es ist. All dies sind Reaktionen, die der Familie oder den Freunden eigentlich auffallen müßten.

Traurigkeit und Trübsinn verdrängen jedes Glücksgefühl. Eine pessimistische Grundhaltung macht aus jedem glücklichen Ereignis unweigerlich ein negatives Erlebnis, ständig werden für jeden Anlaß die schrecklichsten Folgen heraufbeschworen. So etwa, wenn ein Unternehmer sich angesichts einer positiven Bilanzentwicklung besorgte Gedanken über die kommenden Monate macht.

Mit fortschreitender Depression stellen Angehörige fest, daß der Patient selbst der geringsten Belastung aus dem Weg geht. Vielleicht nimmt er anfangs weniger an Gesprächen innerhalb der Familie teil oder verbringt längere Zeit in quälender, selbstauferlegter Einsamkeit. Gesellschaftliche Verpflichtungen werden immer mehr vernachlässigt, die Arbeit erscheint immer anspruchsvoller und kaum zu bewältigen. Selbst einfache Arbeiten werden aufgeschoben. Die Familie beobachtet ein ungleichmäßiges Rückzugsverhalten. Beim depressiven Geschäftsmann beispielsweise, der für den Lebensunterhalt seiner Familie aufkommt, zeigt sich der Rückzug manchmal zuerst zu Hause, wo er weniger den Schein wahren muß. Der aufgeschlossene, freundliche, aber im Grund depressive Brotverdiener zieht sich oft auch dadurch von seiner Familie zurück, daß er andere berufliche oder gesellschaftliche Verpflichtungen vorschützt.

Die Täuschung nimmt viele Formen an, je nach den Prioritäten des Patienten. Für Familienmitglieder ist dies oft schwer einzusehen: »Im Büro bist du doch auch fröhlich und redest mit den Leuten, warum kannst du das nicht auch zu Hause?« Der Geschäftsmann wahrt den Schein am Arbeitsplatz, die Hausfrau und Mutter vor den Kindern. Mit fortschreitender Depression kann man beobachten, daß das Interesse des Patienten sich auf immer weniger beschränkt. Er zieht sich aus immer mehr Bereichen seines Alltagslebens zurück und beschäftigt sich vielleicht nur noch mit Fehlern der Vergangenheit, Schuldgefühlen oder dem Ausdruck seiner Hoffnungslosigkeit. Er zeigt nur noch Interesse für sich und immer weniger für andere. Auch Selbstmordgedanken können nun häufiger auftreten. Depressive Menschen fühlen, handeln und denken anders als erwartet. Der Lebensfunke, der Selbsterhaltungstrieb, Freude und Mitgefühl nehmen immer mehr ab. Die »Maschine« ist kaputt, und nichts scheint sie wieder in Gang bringen zu können.

Was kann man als Familienmitglied oder Freund tun?

Depression macht einsam, erzeugt ein Gefühl von Isolation und Verlassenheit. Der Patient fühlt sich zurückgewiesen und ungeliebt. Wer diesen Zustand erreicht hat, läßt sich nur schwer von seiner Überzeugung abbringen, selbst wenn er von liebenden Menschen umgeben ist. Spontane Zeichen der Zuneigung haben oft gegenteilige Wirkung. Das Denken des Patienten hat jeglichen Bezug zur Wirklichkeit verloren – ein weiteres Symptom, das für den Arzt aufschlußreich sein kann. In manchen Fällen zieht sich der Patient zurück, obwohl er sich bewußt ist, daß seine Familie ihn liebt und sich um ihn sorgt, gerade weil er selbst unfähig ist, diese Zuneigung und Sorge zu erwidern. Oft spürt ein Patient auch die Enttäuschung der Angehörigen darüber, daß sie nicht zu ihm durchdringen. Dies bestärkt ihn in seiner Selbstverachtung: »Was tue ich bloß meiner Familie an! Ohne mich ginge es ihnen besser.«

Für die Unterscheidung der verschiedenen Arten sowie der Schweregrade von Depressionen gibt es keine klar festgelegten Kriterien. Manchmal benötigt man hierfür mehr Hilfe und Unterstützung, manchmal weniger. Einige Fragestellungen sollten berücksichtigt werden:

1. Wie schwer ist die Depression, d.h., wie stark beeinträchtigt sie den Alltag in der Familie, am Arbeitsplatz und im Freundeskreis?
2. Wie ist die Selbsteinschätzung des Betroffenen? Fühlt er selbst, daß etwas nicht stimmt?

3. Wie versucht er, sich selbst zu helfen? Sucht er Hilfe bei anderen? Ist diese Hilfe angemessen?
4. Verbessert sich der Zustand, bleibt er gleich, oder verschlechtert er sich gar?
5. Wie ist die Haltung des Betroffenen zu mir?

Anhand dieser Frage können Familienangehörige oder Freunde beurteilen, wieviel Hilfe oder auch sanfter Druck notwendig ist.

Am einen Ende der Skala stehen Patienten, die leicht niedergeschlagen, zeitweise aber extrem hoffnungslos sind. Ihnen ist bewußt, daß ihre Gefühlslage von der Norm abweicht. Daher wenden sie sich im allgemeinen an einen Freund oder Arzt, worauf sich bald eine Besserung einstellt. Demgegenüber gibt es Patienten, die sowohl unter tiefer Verstimmtheit als auch unter vollkommener Hoffnungslosigkeit leiden. Das kann so weit gehen, daß sie den ganzen Tag im Bett bleiben und jede Nahrungsaufnahme verweigern. Bei der ersten Patientengruppe verhalten sich Familienmitglieder meist verständnisvoll und hilfsbereit, da der Patient eine schwere Zeit durchmacht und ausdrücklich um Hilfe bittet. Für Patienten der zweiten Gruppe kann die Hilfe von nahestehenden Menschen lebensrettend sein. Es muß jedoch betont werden, daß es sich in beiden Fällen um Extremgruppen handelt.

Familie und Freunde sollten – wenn sie zur Hilfe bereit und in der Lage sind – in jedem Fall in die Behandlung der Depression mit einbezogen werden. Der Patient lebt nicht in einem Umfeld, das nur aus ihm und dem Therapeuten besteht. Die Menschen um ihn herum sollten ihren Teil zur Genesung beitragen. In der Regel bedeutet dies, daß der behandelnde Therapeut in regelmäßigem Kontakt zur Familie des Patienten steht. Viele Familienangehörige sind erstaunt, aber auch erleichtert, wenn man ihnen die Bedeutung ihrer Mitwirkung und ihres Kontaktes zum Arzt vor Augen hält. Jedoch wird die Unterstützung seitens der Familie von Ärzten gelegentlich auch mit der Bemerkung zurückgewiesen: »Nicht Sie sind mein Patient. Ein Gespräch mit Ihnen würde die Behandlung nur beeinträchtigen.« Fällt eine solche Bemerkung nicht aus der Notwendigkeit der Situation heraus, sondern aufgrund einer vorgefaßten Meinung, verliert der Arzt dadurch die vielleicht wertvollste Unterstützung.

Die Behandlung kann sogar an Wirksamkeit verlieren, wenn der Kontakt des Therapeuten zur Familie des Patienten gestört ist, da dadurch ein wichtiger Bestandteil der Behandlung wegfällt. In anderen, eher seltenen Fällen, in denen Familienmitglieder mehr hinderlich als hilfreich waren, kann man die Behandlung nur unter der Bedingung fortführen, daß das betreffende Familienmitglied nicht mehr an der Therapie beteiligt sein würde. Meistens geht ein solcher Schritt sogar vom Patienten selbst aus, etwa nach Äußerungen wie: »Mein Vater ist verrückt. Ich kann ihn nicht leiden und möchte nichts mehr mit ihm zu tun haben.« Kann man davon ausgehen, daß diese Aussage zutrifft und daß der Patient ohne die Gegenwart des Vaters freier und unabhängiger reagiert, spricht nichts dafür, den Vater (oder andere Familienmitglieder) gegen den Willen des Patienten zur Therapie hinzuzuziehen. Diese Beispiele zeigen, daß jede einzelne Situation ihre eigene Vorgehensweise erfordert. Erfahrungsgemäß bleibt die Familie jedoch nur selten von der Mitwirkung ausgeschlossen.

Die Unterstützung durch die Familie kann manchmal sehr wirkungsvoll sein, wenn der Patient von sich aus keinerlei fremde Hilfe in Anspruch nimmt. Familienmitgliedern gelingt es vielleicht, ihn zu überzeugen, daß er krank ist und qualifizierte therapeutische Betreuung braucht. Ähnlich wie bei einem Alkoholiker, der erst dann bereit ist, seine Krankheit zu bekämpfen, wenn er sich selbst eingesteht, daß er alkoholkrank ist. Nicht immer ist es einfach, den Patienten mit einem Psychiater zusammenzubringen. Noch herrscht gelegentlich die Ansicht, daß Krankheiten, die von einem Psychologen behandelt werden, psychische Ursachen haben. Patienten mit solchen Schwellenängsten akzeptieren eher die Betreuung durch einen Arzt, der versucht, seelischen Problemen durch Medikamente oder Ernährungsumstellung abzuhelfen, was bei einigen Formen der Depression durchaus möglich ist.
Nach Auffassung der meisten Ärzte hat jeder psychisch kranke Mensch ein Recht auf ärztliche Hilfe. Manchmal sind gerade schlechte Urteilsfähigkeit, mangelnde Einsicht, Angst oder Mißtrauen Anzeichen der Krankheit, und die Familie beziehungsweise der Arzt müssen eine medizinische Behandlung im Interesse des Patienten auch gegen dessen Willen durchsetzen. Eine kleine Gruppe von Psychiatern verurteilt eine solche Zwangsbehandlung als Verletzung der Menschenrechte. Nach ihrer Ansicht sollte ein kranker Mensch nicht gegen seinen Willen behandelt werden.
Dies ist jedoch eine falsche Auslegung des Begriffs »persönliche Freiheit«. Ein Mensch, der alle Hoffnung verloren hat, hat eine verzerrte Sicht- und

Denkweise. Möglicherweise reichen eine einfache Vitamintherapie, eine Ernährungsumstellung und geringfügige therapeutische Hilfe, um diesem Menschen schnell und ohne großen finanziellen Aufwand wieder ein normales Leben zu ermöglichen. Ohne Behandlung bliebe sein Leben vielleicht auf Dauer zerstört. Die Gesetzgebung geht jedoch von dem Recht auf persönliche Freiheit aus.

Hat man also einen psychisch Kranken in der Familie, der jegliche ärztliche Behandlung ablehnt, so kann man ihn per Gesetz nur dann zwangsweise einer Behandlung zuführen, wenn eindeutig davon ausgegangen werden kann, daß er sich selbst oder andere gefährdet.

Neben der Sorge um angemessene ärztliche Hilfe ist die richtige Einstellung der wichtigste Beitrag der Familie. Während der Dauer der Krankheit sollte der Patient die Gewißheit haben, daß seine Familie seine Depression als heilbar ansieht. Bei manchen Patienten spürt man eine gewisse Scham darüber, daß ihre Krankheit in den Bereich der Psychiatrie fällt. Viele Arten von Depressionen sind jedoch medizinisch begründet, daher ist genausowenig Scham angebracht wie etwa bei einer Lungenentzündung oder Allergie.

Die Familie kann auch eine große Hilfe sein, wenn sie sich mit den Erfordernissen einer Ernährungsumstellung oder Nahrungsergänzung vertraut macht und den Patienten in der Suche nach ärztlicher Hilfe unterstützt. Verschließt sich ein Patient gegenüber seiner Familie oder verweigert er Nahrung, riskiert er dadurch weitere Komplikationen. Ohne die richtige Ernährung wird auch die Fähigkeit zur Bewältigung von Problemen zusätzlich eingeschränkt. Andere Krankheiten können hinzukommen, Gewichtsverlust und körperliche Schwäche können daneben weitere Verwirrung stiften. Außerdem ist bekannt, daß eine ausreichende Eiweißversorgung Voraussetzung für die Wirkung einer Reihe von antidepressiven Medikamenten ist.

Der Patient ist nicht der einzige, der leidet. Dies zeigte sich am Fallbeispiel einer 21jährigen Frau aus wohlhabender Familie, die einen Monat nach Abschluß ihres Studiums seltsame Symptome zeigte. Sie hatte Halluzinationen und machte immer wieder gleiche, nichtssagende Gesten. Die Diagnose der Psychiater lautete Schizophrenie, und innerhalb von fünf Jahren wurde die Patientin in den verschiedensten Kliniken behandelt – jedoch ohne Erfolg.

Schließlich kam die junge Frau zu einem Psychiater, der die Methode der

Megavitamintherapie anwendet. Die Familie erfuhr, daß ihre Angehörige an Pellagra leide, einer Mangelkrankheit, bei der zu wenig Niazin und Vitamin-B-Komplex im Körper vorhanden sind. Der Mangel stellte sich etwa einen Monat vor Abschluß des Studiums ein, als die Patientin eine Blitzdiät gemacht hatte. Ihr Arzt hatte ihr als Appetitzügler Amphetamine verschrieben, daneben aß sie praktisch nichts und verlor zwölf Pfund Gewicht pro Woche. Durch die Aufputschtabletten konnte sie fast unbegrenzte Zeit ohne Nahrung auskommen, länger aufbleiben und nächtelang arbeiten. Ihre Nahrungsreserven wurden so stark angegriffen, daß sich eine Pellagra entwickelte. Der lange Weg bis zu dieser Erkenntnis brachte die Familie fast an den Rand ihres finanziellen und seelischen Bankrotts.

Nach strenger Einhaltung einer Diät und der Gabe von Ascorbinsäure (Vitamin C), Niazin und Vitamin-B-Komplex waren Pellagra und die schizoiden Symptome völlig verschwunden.

Gelegentlicher Rat von Familienangehörigen wie »Geh ein wenig unter die Leute, tue etwas, dann wird es dir bessergehen« ist zwar gut gemeint, ihm liegt aber die Annahme zugrunde, daß ein Patient die Krankheit und ihre Heilung selbst in der Hand hat. Vielleicht spiegelt er auch die Ansicht wider, der Patient sei depressiv, weil er es nicht anders wolle. Solche Ratschläge bewirken eher das Gegenteil, denn sie verstärken bereits vorhandene Schuldgefühle des Patienten, der sich selbst nicht helfen kann. Vielleicht spürt er auch Enttäuschung und Verachtung in der Familie, die ihm das Leben zusätzlich erschweren.

In eine Depression gerät man ohne eigenes Zutun, und wüßte man einen Ausweg, so würde man ihm sicher folgen. Doch gewöhnlich zieht man sich nicht selbst »an den Haaren aus dem Schlamassel«. Ratschläge wie »Reiß dich zusammen«, »Du hast gar keinen Grund, depressiv zu sein«, »Lächle«, »Paß auf dich auf«, »Beschäftige dich einfach, dann wird es schon werden« verfehlen nicht nur ihr Ziel, sondern machen alles nur noch schlimmer.

Was die Familie tun kann, hängt ganz von dem Krankheitsstadium ab, in dem sich ein depressiver Mensch befindet. In drei Phasen der Depression kann die Familie Unterstützung bieten: bei den ersten Symptomen, im Verlauf der Krankheit und während der Genesung. Jede dieser Phasen erfordert eine andere Art von Hilfe. Zu Beginn sollte ärztlicher Rat eingeholt werden. Die allerersten Symptome werden natürlich nicht immer gleich erkannt. Ausschlaggebende Hinweise für Depressionen sind sicherlich eine auffallende Abkapselung, Niedergeschlagenheit und Hoffnungslosigkeit. Manche Depressionen kündigen sich durch wiederholt auftretende Symptome, auffällige Verhaltensweisen oder Gedanken an. In solchen Fällen kann die Familie durch frühzeitiges Erkennen und Aufsuchen eines Arztes einen wichtigen Beitrag leisten.

Verlauf der Krankheit

Die richtige Einstellung der Familie zur Depression eines Patienten ist – wie bereits erwähnt wurde – ausgesprochen wichtig. Ist ein Patient zutiefst hoffnungslos, nimmt er an, daß dieser Zustand ewig dauert. Er kann sich nicht erinnern, daß sein Leben je anders war. War die Krankheit bereits früher aufgetreten, sollten Familie und Freunde sich an die eingetretene Besserung erinnern und sich darauf stützen, daß der depressive Zustand sich auch dieses Mal bessern wird. Gelungene Leistungen und gute Beziehungen sollten dem Patienten besonders dann vor Augen geführt werden, wenn er jegliche Erinnerung daran verloren zu haben scheint.

Während der Krankheit kann die Familie auch praktisch dazu beitragen, daß die vom Arzt empfohlene Behandlung eingehalten wird. Stellte der Arzt zum Beispiel eine Mangelernährung fest und ordnet den Verzicht auf raffinierte Kohlenhydrate und den sogenannten »Junk-food« an, ist die Familie aufgefordert, diese Anordnungen zu unterstützen. Werden zusätzlich ergänzende Vitamine verschrieben, muß dafür gesorgt werden, daß sie in der Nahrung ausreichend vorhanden sind. Manchmal ist die Familie der Auffassung, der Kranke solle selbst für die vom Arzt verschriebene Medizin, Behandlung oder Ernährung sorgen. Eigeninitiative des Patienten sollte natürlich unterstützt werden, doch meist muß die Familie einsehen, daß eine Selbstversorgung aufgrund der Krankheit nicht möglich ist und der Patient auf die Hilfe der Familie angewiesen ist.

Genesungsphase

Bei einer Besserung des Gesundheitszustands muß die Familie eine andere Art von Unterstützung leisten. Eine Besserung setzt nicht schlagartig ein, etwa wie auf Knopfdruck. Der Patient kann starke Gefühlsschwankungen durchleben. Manchmal beschreiben Patienten das Gefühl so, »als habe sich ein Schleier gelüftet«. Leider ist in den meisten Fällen eine solch dramatische Genesung nicht anhaltend.

Das Auftreten solcher kurzzeitigen Phasen der Aufhellung zeigt jedoch schon eine positive Veränderung an und läßt auf eine voranschreitende Heilung schließen. Man kann die Entwicklung vom depressiven Zustand bis zur Heilung etwa mit einem vollkommen grauen Himmel vergleichen, der sich nach und nach aufklärt und blau wird. Zuerst gibt es nur das Grau, dann eine blaue Stelle zwischen den Wolken. Beschränkte man seine Perspektive nur auf diesen blauen Fleck am Himmel, käme man zu dem Schluß, der Himmel sei blau, was aber offensichtlich falsch ist. Genau dieser Fehler unterläuft Patienten, die zum erstenmal aus ihrer Depression ausbrechen und sich gesund fühlen. Objektiv betrachtet, kommt ein kleiner blauer Fleck an einem vorwiegend grauen Himmel zutage. Mit fortschreitender Besserung kommen immer mehr blaue Flecken hinzu, und das Grau nimmt ab. Nun hat das Blau die Oberhand. Schließlich wird nur noch ein kleiner grauer Schleier am blauen Himmel wahrzunehmen sein. Die Balance ist wiederhergestellt.

Für den Patienten ist es wichtig zu wissen, wo er sich objektiv befindet. Dadurch kann er einer Reihe von Gefühlen vorbeugen, die entstehen, wenn eine falsche Perspektive eingenommen wird. Beim ersten ernsthaften Lichtblick sagt mancher Patient »Gott sei Dank, es ist vorbei. Ich bin wieder gesund«, nur um am nächsten Tag, beim nächsten depressiven Anfall zu denken »Ich werde es nie schaffen«. Wenn dieses Gefühl der Enttäuschung alle positiven Erfolgserlebnisse zunichte macht, wird eine ohnehin schwierige Phase noch komplizierter. Wenn neugeschöpfte Hoffnung nach einem guten Tag am darauffolgenden Tag wieder von Verzweiflung, Selbstverachtung und Resignation niedergewalzt wird, kann dies für den Patienten mehr Streß bedeuten, als sein ohnehin labiler Gesundheitszustand verträgt.

Ohne Hilfe vermag kaum ein Patient diese Hochs und Tiefs durchzustehen und objektiv zu beurteilen. Hier können Familienangehörige helfen, die Perspektive täglich ins richtige Licht zu rücken, zusätzliche Enttäuschungen zu vermeiden und dadurch die Heilung zu beschleunigen. Ist ein Patient von einem Rückschlag betroffen und glaubt, er schaffe es nie, muß die Familie sich im klaren sein, daß solche Gefühlsschwankungen zu erwarten und völlig normal sind. Man könnte etwa sagen: »Gestern ging es dir doch so gut. Ich bin sicher, das wird wieder der Fall sein.« Angehörige können die täglichen Veränderungen in ein Gesamtbild einordnen. Das ist für den Patienten selbst oft unmöglich, für ihn bedeutet jeder Tag die Ewigkeit. Heute ist wie gestern, und morgen wird es wie heute sein. Aber seine Familie kann ihm die Wirklichkeit vor Augen halten und Hoffnung aufzeigen, wo sie existiert.

Die Familie kann also während der gesamten Dauer der Depression durch ihre Einstellung hilfreich wirken, zunächst indem sie die Depression als nicht selbstverschuldete Krankheit erkennt und dann möglicherweise den Weg zur richtigen Behandlung weist. Danach kann die Familie in Zusammenarbeit mit dem behandelnden Arzt die Behandlung zum Erfolg führen. Gleichzeitig kann sie den Patienten ermutigen, indem sie ihm das Verschwinden der Depression realistisch vor Augen führt. Es wird also deutlich, daß die Familie einen wesentlichen Beitrag zur Therapie leisten kann, auch durch die vorgeschriebene Verabreichung von Medikamenten oder durch Unterstützung bei der Einhaltung von Ernährungsplänen.

Familienangehörige und Freunde sind am ehesten in der Lage, die Anzeichen der größten Gefahr, die eine schwerwiegende Depression mit sich bringen kann, zu erkennen und zu verhindern – den Selbstmord.

Selbstmord als letzte Ausflucht

Selbstmord erscheint oft als letzte Ausflucht, weil er einen schnellen Tod in Aussicht stellt. Die Gefahr eines Selbstmords ist bei Menschen, die unter einer Depression leiden, natürlich immer gegeben. Da Familienmitglieder und Freunde meist als erste mit den Selbstmordabsichten des Kranken konfrontiert sind, sollten sie die Warnzeichen richtig interpretieren können und die Aussagen des Patienten ernst nehmen.

Vielfach begegnet man der Ansicht: »Wer von Selbstmord spricht, tut es meist doch nicht.« Diese Auffassung ist falsch. In den meisten Fällen steht die Absicht lange vorher fest. Nun werden Selbstmordabsichten gewöhnlich nicht vor versammelter Familie beim Abendbrot verkündet. Oft gehen einem Freitod mehrere gescheiterte Selbstmordversuche voraus. Deshalb ist nach solchen Ereignissen äußerste Vorsicht geboten.

Macht ein Patient auch keine direkten Äußerungen über seine Selbstmordabsicht, so gibt es dennoch Anzeichen in Gesprächen oder Verhaltensweisen, die darauf schließen lassen. Manchmal werden absichtlich Notizen mit Hinweisen liegengelassen. Oder ein Patient sammelt heimlich Tabletten, um sich umzubringen. Dies ist besonders häufig bei Frauen, da sie normalerweise zu weniger verunstaltenden Selbstmordmethoden greifen. Die Absicht kann also direkt oder verschleiert mitgeteilt werden. Das Vorgehen hat eine gewisse Ähnlichkeit mit russischem Roulett. Man gibt gewisse Hinweise oder macht einen Versuch, wenn die Chance besteht, gefunden und gerettet zu werden. Die Möglichkeit, nicht gefunden zu werden, bleibt aber bestehen. Wer zum Selbstmord fest entschlossen ist, wählt eine absolut sichere Methode und einen Zeitpunkt, zu dem ihn niemand finden und retten kann. Viele Selbstmordversuche erfolgen halbherzig an Orten und zu einer Zeit, wo eine Rettung wahrscheinlich ist. Leider ist dieses Spiel nicht ohne Gefahr, denn oft bleibt rechtzeitige Rettung aus. Besonders für solche Patienten sind Wachsamkeit und fachliche Hilfe lebensrettend. Der Betroffene ruft um Hilfe, und sein Hilferuf sollte nicht ungehört bleiben.

Besondere Vorsicht ist geboten, wenn die Familiengeschichte bereits Selbstmorde aufweist. Ein depressiver Mensch mit einer solchen familiären Belastung sollte immer als selbstmordgefährdet betrachtet werden, auch wenn er keine Äußerungen macht, die darauf hinweisen.

Das Ausmaß an Selbstmorden kann nur geschätzt werden. Die Zahl von 14 000 Selbstmorden jährlich stellt nur die offensichtlichen Fälle dar. Darüber hinaus gibt es zahlreiche Todesfälle, die wie ein Unfall aussehen sollten, etwa wenn jemand vom Auto angefahren wird oder ertrinkt. Solche Opfer werden als »Unfallopfer« geführt.

Der Zahl der Selbstmorde stehen pro Jahr etwa zehnmal so viele Selbstmordversuche gegenüber. Hieraus ergibt sich eine um ein Vielfaches größere Zahl potentieller Selbstmörder.

Gegenüber Patienten, in deren Familie Selbstmorde bereits vorkamen, müssen Angehörige und Freunde besonders wachsam sein. Dies sei am Beispiel einer jungen Frau verdeutlicht, deren Vater sich vor ihren Augen von einer Fähre stürzte, als sie noch ein Kind war. Dieses traumatische Erlebnis verfolgte sie anhaltend, so daß ein Selbstmordversuch bei ihr nicht völlig ausgeschlossen werden konnte. Schließlich nahm sie eine Überdosis an Schlaftabletten, konnte aber noch rechtzeitig telefonisch Hilfe herbeirufen. Der Selbstmordversuch war nach dem Verlust ihres Arbeitsplatzes unternommen worden. An ihrem neuen Arbeitsplatz hatte sie kein Glück. Da sie zu Übergewicht neigte, machte sie ständig irgendwelche Blitzdiäten. Möglicherweise verursachten diese Abmagerungskuren Mangelerscheinungen, lösten Depressionen aus und führten unausweichlich zu dem Selbstmordversuch.

Statistiken ermöglichen genauere Angaben über selbstmordgefährdete Personengruppen, aber dennoch ist auf sie nicht immer Verlaß. Die folgenden Gruppen wurden statistisch ermittelt:

1. Die Selbstmordrate bei Männern mittleren Alters ist doppelt so hoch wie die gleichaltriger Frauen.
2. Bei Männern bleibt mit zunehmendem Alter die Quote gleich hoch, bei Frauen liegt sie mit zunehmendem Alter deutlich niedriger.
3. In allen Altersgruppen liegt die Zahl der mißglückten Selbstmordversuche bei Frauen deutlich höher als bei Männern.
4. Die Zahl der Selbstmorde nimmt bei Jugendlichen und Studenten zu, bereits jeder dritte Todesfall bei Jugendlichen ist Folge eines Selbstmords.
5. Personen, die zu starkem Alkoholkonsum neigen, scheinen bei ihren Selbstmordversuchen erfolgreicher zu sein.

Die Statistik ist im Einzelfall aber kaum brauchbar. Die Quote mag vielleicht bei Männern höher liegen, Frauen und junge Menschen bringen sich aber ebenso um. Alkoholiker sind beim Selbstmord öfter erfolgreich, doch auch Antialkoholiker suchen Erlösung im Freitod. Es liegt auf der Hand, daß im Einzelfall andere Faktoren ausschlaggebend sind.

Der Selbstmord ist typisch für Menschen, die von ihren Depressionen überwältigt werden oder schizophren sind. Im Stadium völliger Hoffnungslosigkeit, also bei Aussicht auf ein Leben ohne jegliche Freude, neigen Depressive leicht zu Selbstmordgedanken und -versuchen. Schizophrene hören oft Stimmen, die ihnen den Selbstmord befehlen oder verlangen, daß sie von hohen Gebäuden oder Brücken springen sollen – und kommen so zu Tode. Auch schizophrene Patienten können unter starken Depressionen leiden und sich in Phasen der Mutlosigkeit umbringen.
Erwähnt werden soll der Fall eines schizophrenen jungen Mannes, der monatelang depressiv war. Er begann auf einen Wechsel in der Behandlung anzusprechen und nahm zum erstenmal seit Monaten wieder an gemeinsamen Mahlzeiten und Aktivitäten der Familie teil. Er konnte wieder lachen, Witze machen und seinen alten Hobbys nachgehen. All diese Veränderungen erfolgten rapide, innerhalb einer Woche. Nach einem Abend, an dem er, wie seine Mutter berichtete, »wieder wie früher« war, fand man ihn tot, mit einer Plastiktüte über dem Kopf. Selbstmorde zu einem Zeitpunkt, zu dem ein Patient deutliche Besserung zeigt, sind erfahrungsgemäß am schwierigsten vorauszusehen und für die Familie und den Arzt am schmerzlichsten zu ertragen. Am Ende einer langen Krankheit, wenn sich endlich ein Durchbruch abzeichnet, folgt ein tragischer Schlußpunkt.
Es gibt einige mögliche Erklärungen für einen solchen scheinbaren Widerspruch. Zum einen nimmt man an, daß der Betroffene erst nach einer gewissen Besserung seiner Depression über ausreichend Energie verfügt, den früher erwogenen Selbstmord tatsächlich auszuführen. Eine andere Möglichkeit ist, daß der Patient zu dem Schluß kommt, Selbstmord sei die einzige Lösung. Ein Patient etwa, dem Entscheidungen immer Schwierigkeiten bereiteten, entschließt sich zum Selbstmord als Lösung seines Problems und erscheint nach diesem Entschluß erleichtert und gesünder.
Es erweist sich als äußerst schwierig, Vorkehrungen gegen solche Arten von Selbstmord zu treffen, denn der Patient spricht normalerweise nicht über seine Entscheidung für den Selbstmord und führt ihn zu einem Zeitpunkt aus, zu dem er am wenigsten erwartet und verstanden wird. Das

einzige Warnzeichen kann der rapide gebesserte Zustand eines Patienten sein. Vorsicht ist geboten, wenn alles zu gut zu laufen scheint.

Auch andere Faktoren machen einen Selbstmord wahrscheinlich. Wichtig ist, ob es in der Vergangenheit Fälle von Selbstmord in der Familie des Betroffenen gegeben hat. Auch bereits erfolgte Selbstmordversuche sollten stets ernst genommen werden, denn sie geben einen Hinweis darauf, was in dem Betroffenen vorgeht. Auch Drogenabhängige sind selbstmordgefährdet, besonders nach einer Überdosis, einer Drogenintoxikation oder bei drogeninduzierten Halluzinationen. Ähnlich wie Schizophrene folgen Drogensüchtige täuschenden Visionen, Stimmen oder Gedanken. Während der LSD-Welle der 60er Jahre kamen zahlreiche Menschen durch die Droge um, indem sie etwa durch ein Fenster im sechsten Stockwerk liefen, weil sie annahmen, sie befänden sich im Erdgeschoß, oder weil sie aus großer Höhe in die Tiefe sprangen, um zu fliegen.

Patienten, die in großer Selbstmordgefahr schweben, müssen rund um die Uhr betreut werden. Zu Hause ist dies meist nicht durchführbar, manchmal ist es nicht einmal im Krankenhaus möglich. Manche sind so entschlossen, daß sie nichts davon abbringt, sich umzubringen. Ein junger Mann, der wegen Selbstmordgefahr dauernd unter Beobachtung stand, tötete sich schließlich auf einer Toilette. Sein Bewacher erlaubte ihm, die Schwingtür zu schließen. Quasi im Beisein des Bewachers stellte sich der Selbstmörder auf den Toilettendeckel und stürzte sich mit dem Kopf voran auf die Fliesen. Er brach das Genick und war auf der Stelle tot.

Bei diesem Beispiel handelt es sich natürlich um einen Extremfall. Es zeigt aber deutlich, wie entschlossen verzweifelte Menschen handeln können. Daher muß alles versucht werden, die Patienten vor dem Selbstmord zu retten. Diese Forderung mag etwas seltsam erscheinen, ist jedoch sehr ernst gemeint. Noch immer gibt es hingegen Psychiater, die jedem das Recht auf Selbstmord zugestehen. Diese Überzeugung ist aber gefährlich und irreführend, auch wenn sie durchaus Unterstützung findet. Kaum jemand, der aus Verzweiflung Selbstmord begeht, würde sterben wollen, wenn er gesund wäre. Beim Selbstmordversuch handelt ein Mensch normalerweise unter Zwang, zudem leidet er unter einer eingeschränkten Urteilsfähigkeit.

Besteht bei einem depressiven oder schizophrenen Patienten begründete Aussicht auf Besserung, hat ein Arzt die Pflicht, die Krankheit zu behandeln und sich nicht hinter irgendwelchen Theorien über die persönliche

Freiheit zu verschanzen. Vernünftig, ja gar human wäre es dagegen, würde man solchen Patienten das Recht auf die Wahl des Todeszeitpunkts zugestehen, deren Krankheit unbehandelbar oder unheilbar ist. Dies trifft aber weder auf Depressionen noch Schizophrenie zu.

Um einen Selbstmord zu verhindern, müssen diejenigen Personen, die sich am intensivsten um den Patienten kümmern, die tatsächliche Gefahr erkennen. Sie sollten den Patienten zu einem geeigneten Arzt bringen oder selbst den Arzt wegen des weiteren Vorgehens konsultieren. In größeren Städten gibt es spezielle Anlaufstellen, die telefonische Beratung und qualifizierte Hilfestellung geben können. Viele potentielle Selbstmörder könnten durch die in diesem Buch beschriebenen Behandlungsmethoden gerettet werden. Nachdem die Depression mit der Schlaflosigkeit, all der Hoffnungslosigkeit und den Selbstzweifeln verschwunden und der Patient wieder gesund war, stellte der Freitod meist keine Alternative mehr dar. Im depressiven Zustand, in dem Gegenwart und Zukunft keine Hoffnung zulassen, erscheint der Selbstmord oft als letzte Ausflucht.

Durch qualifizierte Hilfe in Form von Medikamenten, psychiatrischer Behandlung und etwaiger Diät können die meisten Selbstmorde verhindert werden. Den größten Erfolg verspricht diese Hilfe, wenn sie vom Verständnis der Familie und der Freunde unterstützt wird.

Depressionen aus der Sicht des Arztes

Aufgabe des Arztes ist es, eine Krankheit zu heilen. Heilen ist aber nicht gleichbedeutend mit dem Ausschalten der Krankheitssymptome. Die Beschwerden können auch ausbleiben, ohne daß eine Heilung erfolgt ist. Kopfschmerzen kann man zwar mit Aspirin beseitigen, die verantwortlichen Ursachen des Schmerzes werden damit jedoch nicht behandelt. Gegen wiederholtes Erbrechen hilft ein Beruhigungsmittel, dennoch bleiben die Ursachen (eine Infektion oder ein Geschwür) bestehen.

Eine Depression muß vom Arzt zunächst diagnostiziert und anschließend entsprechend behandelt werden. Jeder medizinische Laie wird zugeben, daß Depressionen die unterschiedlichsten Ursachen haben können, wenngleich sie ähnliche Symptome in verschiedenen Ausprägungen aufweisen. Damit die richtige Behandlung durchgeführt werden kann, darf der Arzt keine Mühe scheuen, die wahren Gründe ausfindig zu machen.

Zu Beginn muß ein Arzt zunächst herausfinden, was mit dem Patienten nicht stimmt. Das Vorgehen bei der Diagnose ist ähnlich wie bei jeder anderen Krankheit; sie erfolgt anhand von subjektiven und objektiven Symptomen sowie mit Hilfe unterstützender labortechnischer Untersuchungen. Jede Krankheit hat typische Symptome. Ein subjektives Symptom kann nur der Patient selbst wahrnehmen. Er kann seine Beschwerden zwar mitteilen, sie aber nur selbst erfahren. Kein anderer kann seine Kopfschmerzen, seine Gelenksteifigkeit oder die Halsschmerzen spüren. Objektive Symptome kann hingegen der Arzt feststellen. Der Patient klagt zum Beispiel über Halsschmerzen (subjektives Symptom), der Arzt stellt gleichzeitig eine erhöhte Temperatur, Hautrötung, einen schmerzhaften Gesichtsausdruck beim Schlucken, eine Vergrößerung und Schmerzempfindlichkeit der Lymphknoten, einen beschleunigten Puls, Schwäche sowie einen geröteten Hals fest.

Jeder Diagnose geht also eine genaue »Bestandsaufnahme« voraus. Der Arzt sammelt Informationen vom Patienten selbst oder von Personen, die den Patienten beobachteten. Wenn sich der Arzt nach den Beschwerden und Symptomen erkundigt hat, möchte er auch wissen, welche Symptome der Patient selbst oder Dritte feststellen. Dem Gespräch folgt eine körperliche Untersuchung. Hierbei stellt er erste Vermutungen über das vorliegende Problem an oder verschafft sich sogar Gewißheit. Laboruntersuchungen können das Bild weiter abrunden. Wenn der Arzt eine ernährungsbedingte Depression vermutet, kann er bereits zu diesem Zeitpunkt fragen, wie sich der Patient ernährt und welche Nahrungszusätze er zu sich nimmt. Hierauf kann der Arzt entscheiden, ob eine Ernährungsumstellung, zusammen mit anderen psychiatrischen Behandlungsmaßnahmen, in Frage kommt.

Eine Depression ist ganz einfach festzustellen, wenn der Patient selbst angibt, depressiv zu sein. Typische Aussagen sind z.B.:

1. »Mein Leben erscheint mir völlig hoffnungslos.«
2. »Ich fühle mich meist elend und traurig.«
3. »Ich kann überhaupt nicht mehr klar denken, wenn ich schnell reagieren soll.«
4. »Manchmal erscheint mir alles verschwommen und verworren.«
5. »Ich bin ständig nervös und völlig aufgedreht.«
6. »Oft bin ich mit meinen Nerven völlig am Ende.«
7. »Meine Freunde regen mich oft auf.«
8. »Ich kann meine Arbeit nur schwer rechtzeitig erledigen.«
9. »Nichts interessiert mich mehr.«
10. »Das Leben erscheint mir nicht mehr lebenswert.«
11. »Ich muß mich zu allem zwingen.«
12. »Am liebsten möchte ich schlafen und nicht mehr aufwachen.«
13. »Oft fühle ich mich ganz matt.«
14. »Ich kann nachts schlecht einschlafen.«
15. »Meine Familie versteht mich nicht.«
16. »Ich bin ständig müde.«
17. »Die Tage vergehen nur sehr langsam.«
18. »Auf Festen bin ich meist einsam und traurig.«
19. »Ich kann mich oft nicht entscheiden, auch nicht bei Dingen, die mich früher überhaupt nicht bekümmerten.«
20. »Mein Leben ist völlig aus der Bahn geraten.«

Dies alles sind typische Aussagen depressiver Patienten. In diesen Fällen muß man dem Patienten oder seiner Familie nicht mehr mitteilen, daß er unter Depressionen leidet – sie wissen es bereits. Den Patienten interessiert vielmehr, wie ihm geholfen werden kann. Um dies zu entscheiden, muß der Arzt bis zur Wurzel des Übels vordringen.

Hierin liegt jedoch die Schwierigkeit. Über die Ursachen von Depressionen und den meisten anderen psychischen Erkrankungen herrscht unter Psychiatern weithin Uneinigkeit. Ein Arzt, der den Schwerpunkt auf psychologische Ursachen legt, wird diesen bei der Beurteilung der Symptome eines Patienten den Vorrang geben. Eher organisch orientierte Ärzte werden möglicherweise die psychologischen Gründe der Erkrankung unterschätzen. Ärzte schließlich, die eine Ernährungsumstellung für die geeignete Behandlung von Depressionen und anderen seelischen Krankheiten halten, werden diese Therapieform anderen Methoden vorziehen.

Wenn eine bestimmte Behandlung Erfolg zeigt, sind sich die Fachleute meist einig. Meinungsverschiedenheiten gibt es allenfalls über die Feinheiten, aber kaum in bezug auf die Richtigkeit der Behandlung als solcher. Erweist sich hingegen keine der möglichen Behandlungsformen als wirkungsvoll, so scheiden sich die Geister. In diesem Fall geht man am besten davon aus, daß keine der Theorien die einzig richtige Antwort liefern kann. Mit einer klaren Linie kann ein sachlicher Dialog stattfinden, von dem alle profitieren.

Gerade bei seelischen Erkrankungen gehen die Meinungen auseinander. Manche Ärzte betrachten nur die körperlichen, andere hingegen nur die seelischen Ursachen einer Krankheit. Im Idealfall sollte jeder organisch orientierte Arzt auch die Möglichkeit seelischer Bedürfnisse seines Patienten in Betracht ziehen. Umgekehrt sollte ein eher psychologisch denkender Arzt auch die körperlichen Ursachen erwägen. Und beide Gruppen sollten im Auge behalten, daß auch die Ernährung Ursache und zugleich Behandlungsmethode von Depressionen darstellen kann. Leider werden Anhänger dieser Theorie oft belächelt oder ignoriert. Ärzte aller drei Richtungen sollten aber voneinander lernen. Seelische Erkrankungen haben vielfältige Ursachen, die mit dem Körper, der Seele und der Ernährung zusammenhängen können. Der Arzt entscheidet im Einzelfall über die Bedeutung dieser möglichen Ursachen, bevor er eine wirksame Behandlung anordnet.

Wenn ein Arzt in der Krankengeschichte eines Patienten nach beidem, medizinischen und seelischen Ursachen, sucht, wird sein erstes Urteil durch seine Untersuchung entweder bestätigt oder widerlegt. Er muß alle Möglichkeiten offenlassen, da er ansonsten nur das sieht, was er sehen will. Steht fest, daß der Patient tatsächlich unter Depressionen leidet, müssen weitere Fakten gesammelt werden. »Gibt es etwas Bestimmtes, was Sie depressiv macht?« könnte die erste Frage sein. Gab es einen Todesfall in der Familie oder einen Verlust, zum Beispiel eines Freundes, von Geld, der Arbeitsstelle usw., der die Depression hervorrief, dann deutet alles darauf hin, daß den Beschwerden seelische Ursachen zugrunde liegen. Viele Menschen erleiden einen schweren Verlust, ohne dadurch gleich völlig aus dem Gleichgewicht zu geraten.

Die Gründe, weshalb manche Menschen durch einen Verlust depressiv werden und andere wiederum nicht, liegen womöglich in seelischen und körperlichen Faktoren im Leben der Patienten begründet. Auch das Alter und Geschlecht des Patienten zu Beginn der Schwierigkeiten sowie gegebenenfalls die Tatsache einer früheren Depression sollten berücksichtigt werden. Gab es Zeiten, in denen der Patient in begründeter oder unbegründeter Hochstimmung war? Gibt es in der Familie Fälle von Stimmungsschwankungen? Wie ist der körperliche Gesundheitszustand des Patienten? Liegen akute oder chronische Erkrankungen vor? Treten Störungen der innersekretorischen Drüsenfunktion auf (Schilddrüsen- oder Geschlechtsdrüsenhormone)? Wie ernährt sich der Patient? Gibt es besondere Eßgewohnheiten oder ausgefallene Gelüste?

Auch andere körperliche oder das Umfeld betreffende Umstände können die Beschwerden beeinflussen. Wie sind die Lebensbedingungen des Patienten? Kann er für sich selbst sorgen, oder ist er von anderen abhängig? Hat er Geldsorgen? Kann und will er Ratschläge annehmen? Gibt es lebensbedrohliche Faktoren wie eine Fastenkur, oder ist er selbstmordgefährdet? Anhand der Antworten kann der Arzt entscheiden, in welcher Form die Behandlung stattfindet – zu Hause, im Krankenhaus oder ambulant.

Die Wahl der geeigneten Behandlungsmethode hängt natürlich vom Können des Arztes ab. In der psychiatrischen Behandlung sind noch zu viele Fragen offen, als daß ein verantwortungsbewußter Fachmann seine Therapieform als einzig gültige postulieren darf. Wie bereits erwähnt, gibt es viele Arten von Depressionen, und es ist die Aufgabe des spezialisierten Arztes, die Art der Depression und ihre Behandlung zu bestimmen. Der Patient muß keine eigene Diagnose stellen. Vernünftigerweise wird sich ein Patient oder seine Familie an einen aufgeschlossenen Arzt wenden, der eine Behandlung aufgrund der körperlichen und seelischen Bedürfnisse des Patienten festlegt. In dem Bewußtsein, daß es viele Ursachen für Depressionen und genauso viele Möglichkeiten zu ihrer Behandlung gibt, kann man sich bei der Wahl des Arztes von der Gründlichkeit seiner Methode leiten lassen.

Teil 2

Depressionen und Blutzuckermangel

Die Wirkung der Ernährungstherapie

Neue Erkenntnisse von Wissenschaft und Landwirtschaft haben die traditionelle Ernährung mit heimischen Agrarprodukten bereichert. Neue Getreidesorten, ein breites Angebot an Nahrungszusätzen, verbesserte Transportmöglichkeiten sowie neue Technologien in der Verarbeitung von Lebensmitteln haben eine Ernährung ermöglicht, die sich – vor- oder nachteilig – von jeder bisherigen Kost unterscheidet. Diese Neuerungen verdanken wir eher den Köpfen von Firmenchefs und Investoren als den Anstrengungen von Ernährungswissenschaftlern oder Beamten in den Gesundheitsämtern.

Unsere Vorfahren würden wohl kaum erkennen, daß das Sahnewunder aus der Dose oder etwa die zur Hälfte aus Zucker bestehenden Frühstücksflocken, die kaum noch an Getreidekörner erinnern, überhaupt Nahrungsmittel sind. Viel vertrauter als die mit Waren vollgestopften Supermärkte wären ihnen dagegen die gemütlichen kleinen Naturkostläden, die immer mehr Verbreitung finden. Viele der neuen Lebensmittel helfen uns zwar, Zeit und Mühe zu sparen, aber sie kommen unseren Geldbeutel sowie unsere Gesundheit oft teuer zu stehen.

Obwohl man nicht verallgemeinernd sagen kann, daß diese neuen, bequemen Lebensmittel eine Hauptursache für Depressionen und andere psychische Krankheiten darstellen, tragen sie doch in manchen Fällen mit dazu bei. Die geistige Gesundheit eines Menschen wird von Faktoren wie dem allgemeinen Gesundheitszustand, dem Umfeld, dem Alltagsstreß, von Erbfaktoren usw. beeinflußt, aber auch die Ernährung ist sicherlich von Bedeutung.

Mit der Nahrung werden Aminosäuren aufgenommen, die für die Synthese von Proteinen und vielen Botenstoffen für die Erregungsleitung im Gehirn erforderlich sind. Botenstoffe (Neurotransmitter) sind chemische Stoffe, die Informationen (Reize) von einer Nervenzelle (Neuron) zu einer anderen übertragen. Die Informationen werden gleichzeitig millionenfach sortiert und gespeichert, wodurch sowohl Bewegungen als auch Stimmungen ausgelöst werden.

Früher betrachtete man die Synthese dieser chemischen Stoffe im Gehirn losgelöst von der Nahrungs- beziehungsweise Aminosäurezufuhr durch die Nahrung. Neuere Forschungen haben gezeigt, daß die Ernährung vielleicht auch das Verhalten bestimmt. Wissenschaftliche Versuche haben gezeigt, daß die Konzentration der beiden Aminosäuren Tyrosin und Tryptophan im Gehirn wesentlich die Synthesegeschwindigkeit bestimmter Neurotransmitter beeinflußt. Eine Stunde nach einer Mahlzeit verändert sich die Konzentration dieser Stoffe in Abhängigkeit von Tyrosin und Tryptophan im Blut.

Tyrosin und Tryptophan konkurrieren mit drei anderen Aminosäuren um die wenigen Stellen beim Übergang vom Blut ins Gehirn. Ändert sich das Verhältnis dieser Aminosäuren, ändert sich auch die jeweilige Wahrscheinlichkeit, ins Gehirn zu gelangen, ähnlich wie sich die Chancen beim Pferderennen mit jeder Wette verändern. Bei Ratten, die eine tryptophanreiche Kost erhielten, frei von konkurrierenden Aminosäuren, fand sich im Gehirn eine beträchtlich erhöhte Konzentration des Neurotransmitters Serotonin sowie des Ausgangsstoffs Tryptophan. Ratten, deren Nahrung auch die konkurrierenden Aminosäuren enthielt, wiesen hingegen keinen Anstieg von Tryptophan und Serotonin im Gehirn auf, da nicht genug freie »Plätze« im Transportsystem zur Verfügung gestanden hatten.

Serotonin steht vermutlich in Verbindung mit den Nervenzellen, die für Schlaf, Stimmung und Körpertemperatur verantwortlich sind. Ein Überschuß oder Mangel an Serotonin kann eine Änderung im Verhalten bewirken.

Eine dauernde Unterernährung kann sich also deutlich auf die Neurotransmitter im Gehirn auswirken. So zeigen Ratten, die von der Geburt bis zur Entwöhnung eine eiweißarme Kost erhielten, eine Unterversorgung mit zwei Neurotransmittern. Obwohl diese Versuche nur indirekte Aussagen über die Verhältnisse beim Menschen zulassen, hält man eine ähnliche Verringerung bei Menschen mit Eiweißmangel für möglich. Dies könnte die Ursache sein für typisches Verhalten wie Lethargie, Abkapselung und Gleichgültigkeit.

Wer bei der Behandlung von Depressionen und anderer Formen von seelischen Störungen die orthomolekulare Psychiatrie anwendet, weiß um die wichtige Rolle, die die Ernährung für den Behandlungserfolg spielt. So, wie man Beruhigungsmittel gegen Erregungszustände einsetzt, könnte ein genau festgelegter Ernährungsplan die Regulierung einer etwa von niedrigem Blutzucker oder durch Fehlernährung hervorgerufenen Krankheit bewirken.

Die orthomolekulare Psychiatrie wurde 1968 von Dr. Linus Pauling begründet. Er definiert die orthomolekulare Therapie als die Behandlung von seelischen Krankheiten durch die Gewährleistung einer optimalen Konzentration der Stoffe, die im gesunden menschlichen Körper vorhanden sind.

Zu Beginn der 50er Jahre standen für die Behandlung schwerer Fälle von Schizophrenie nur starke Beruhigungsmittel, Elektrokrampftherapie sowie Psychotherapie zur Verfügung, und in den meisten Fällen war eine langfristige Unterbringung in Anstalten notwendig. Dort gab es eine Reihe von mechanischen Methoden zur Ruhigstellung der Patienten, zu denen auch die Zwangsjacke gehörte, eine Art Hemd aus grobem Leinen, die hinten zu schließen ist. Die überlangen geschlossenen Ärmel werden so im Rücken festgebunden, daß der Patient praktisch in Selbstumarmung gefesselt ist. Patienten, die sich wegen ihrer Erregungsanfälle nicht frei bewegen durften, wurden mit Gurten ans Bett gebunden. Auch heiße oder kalte Bäder oder das Abspritzen mit kaltem Wasser waren gängige Methoden. Solche Maßnahmen dürften wohl die Anpassung des Patienten an die strengen Krankenhausregeln erzwungen, nicht aber die Wurzeln des Übels beseitigt haben.

Amerikanische Wissenschaftler entwickelten aus Enttäuschung über den Mangel an sinnvollen Therapiemöglichkeiten für schizophrene Patienten eine Behandlung, bei der wiederholt eine große Dosis (Megadosis) von Niazin und Vitamin C (Ascorbinsäure) verabreicht wurde. Nach ihrer Theorie trat bei schizophrenen Patienten eine biochemische Anomalie auf, die als chemische Ausgangsbasis für die Schizophrenie gelten konnte. Nach genauer Analyse der entsprechenden biochemischen Vorgänge folgerten sie, daß diese anomale Anhäufung chemischer Substanzen durch extrem hohe Dosen von Niazin und Vitamin C so niedrig gehalten werden könne, daß keine Krankheitssymptome hervorgerufen werden.

Klinische Versuche an chronisch Kranken mit geringen Heilungschancen zeigten soweit Veränderungen, daß eine Grundlage für die weitere Erforschung und Anwendung der Methode geschaffen war. Die Fachwelt hielt sich mit Skepsis zurück, aber einige wenige Ärzte setzten die Vitaminbehandlung zusätzlich zu anderen Methoden ein. Ein Austausch ihrer Erfahrungen mit der Vitaminbehandlung war sehr aufschlußreich. Als die Megavitamintherapie in den 50er Jahren entwickelt wurde, stand »Mega« für alles, was etwas größer als normal war.

Die Vitamine stellten nicht den einzigen Bestandteil der Behandlung dar. Es wurde auch beobachtet, daß viele Patienten einen niedrigen Blutzucker-spiegel aufwiesen. Sie wurden auf eine kohlenhydratarme Kost gesetzt. Die wesentlichen Eigenschaften anderer Vitamine wurden festgestellt, und man erkannte auch die Bedeutung der Mineralstoffe und Spurenelemente. Auch sie werden heute in der Behandlung mit berücksichtigt. Hinzu kommen etwa spezielle Aminosäuren.

Als Dr. Pauling 1968 seine Theorien veröffentlichte, bestand zwischen der ursprünglichen und der 1968 angewendeten Megavitamintherapie etwa soviel Ähnlichkeit wie zwischen einem VW-Käfer und dem heutigen VW-Golf. Dr. Paulings Theorie gab der damaligen Behandlung mit Megavitami-nen Gestalt und ist heute als orthomolekulare Behandlung bekannt. Ihr Ziel ist die optimale molekulare Konzentration von *körpereigenen Stoffen* im Gehirn.

Bei Laien wie unter Fachleuten ruft die orthomolekulare Psychiatrie zahl-reiche Mißverständnisse hervor, darunter die am häufigsten geäußerte An-sicht, die orthomolekulare Psychiatrie und herkömmliche psychiatrische Praktiken schlössen sich gegenseitig aus. Diese Annahme ist falsch. Viel-mehr konzentriert man sich in der Behandlung auf diejenigen Stoffe, die normalerweise im Körper vorhanden sind, also auf Vitamine, Mineralstof-fe, Aminosäuren usw. Andere Medikamente werden nur nach Bedarf und nur so lange wie nötig eingesetzt. Auch Psychotherapie wird gegebenen-falls angewendet, generell wird derjenige Behandlungsansatz bevorzugt, der in der jeweiligen Situation am besten geeignet erscheint.

Die Psychotherapie kann ein wertvolles Instrument sein, wenn die richti-ge Psychotherapieform zum richtigen Zeitpunkt eingesetzt wird.

Häufig wird eine erfolgreiche Psychotherapie erst durch eine vorausge-hende orthomolekulare Behandlung ermöglicht. Manchmal ist diese sogar die einzig notwendige Behandlung. In jedem Fall muß die Behandlung den Bedürfnissen des Patienten angepaßt werden und darf keinen möglichen Bereich außer acht lassen. Aus diesem Grund sind die meisten orthomo-lekularen Therapeuten enttäuscht, wenn viele Kollegen die Möglichkeit einer Megavitaminbehandlung mit Arroganz, Spott und Vorurteilen abtun. Im Buch verstreut finden sich genügend Hinweise auf Patienten, die erfolg-reich mit orthomolekularer Psychiatrie behandelt wurden.

Die oberste Zielsetzung jedes Psychiaters ist es, die Behandlung, Rehabili-tation und Versorgung von geistig kranken, geistig zurückgebliebenen und seelisch gestörten Patienten zu gewährleisten. Es gibt viele wirkungsvolle psychiatrische Behandlungsmethoden. Der Psychiater muß sie alle kennen und als Fachmann eine richtige Auswahl im Einzelfall treffen. Die Elektrokrampftherapie ist nicht bei jedem psychisch Kranken angemessen. Die Psychotherapie ist nicht in jedem Fall von psychischer Störung wirksam. Vitamine sind nicht die einzige Antwort auf seelische Probleme. Der Psychiater muß im Einzelfall entscheiden können, welche Art der Behandlung sinnvoll ist. Er muß die enge Sicht von der einzig wahren Behandlungsmethode für alle psychischen Störungen aufgeben.

Obwohl die orthomolekulare Psychiatrie zunächst nur in der Behandlung von Schizophrenie eingesetzt wurde, findet sie heute in verschiedenen Bereichen Anwendung, unter anderem gegen Depressionen und Angst, wie bereits an anderer Stelle berichtet. Auch Alkoholiker und Drogenabhängige sowie hyperaktive und lernbehinderte Problemkinder wurden bereits erfolgreich behandelt.

Ein Blutzuckermangel (Hypoglykämie) ist häufig die Ursache von Depressionen. Er sollte bei jedem über Depressionen klagenden Patienten als mögliche Ursache einkalkuliert werden. Blutzuckermangel kann nur eine, manchmal aber auch die einzige Ursache von Depressionen sein.

Müdigkeit und Blutzuckermangel

Mitch, ein süßer, pummeliger Elfjähriger, unterhielt sich häufig mit seinem vor zwei Jahren verstorbenen Großvater; er war als violetter Ball in Mitchs Zimmer erschienen.

Die Eltern erzählten, Mitchs Gespräche mit seinem Großvater seien noch harmlos, verglichen mit seinen anderen seltsamen Verhaltensweisen. Manchmal aß er 60 Schokoriegel an einem einzigen Tag, von denen er die meisten in benachbarten Geschäften gestohlen hatte. Er zündelte in seinem Zimmer oder schlug seine Schwestern. Es lag die Vermutung nahe, daß es mit einer Stoffwechselstörung zu tun hatte und mit seinem schier unersättlichen Appetit auf Süßes zusammenhing.

Er hatte ein normales EEG. Blutuntersuchungen deuteten auf keinerlei Funktionsstörung der Leber, der Nieren oder der Schilddrüse hin. Eine Haaranalyse ergab befriedigende Konzentrationen einer Reihe von Metallen und Mineralien; er war ausreichend versorgt mit Vitamin B_{12} und Folsäure (Teil des Vitamin-B-Komplexes); lediglich seine Blutzuckerbelastungskurve deutete auf eine Störung hin. Er hatte einen niedrigen Blutzuckerspiegel, der sank, sobald er Kohlenhydrate zu sich nahm. Dadurch war sein Nervensystem mit Zucker unterversorgt. Patienten, die wie Mitch unter niedrigem Blutzuckerspiegel leiden, sind oft übergewichtig und zugleich unterernährt.

Mitch wurde eine eiweißreiche und kohlenhydratarme Diät mit kleinen Haupt- und mehreren eiweißreichen Zwischenmahlzeiten verordnet. Auf die Zusammensetzung dieser Diät wird in einem späteren Kapitel genauer eingegangen.

Nach jeder Mahlzeit bekam Mitch eine Gabe von 500 mg Niazin, 500 mg Ascorbinsäure (Vitamin C), 100 mg Pyridoxin (Vitamin B_6), 100 mg Pantothensäure (ein weiteres Vitamin B), 200 I.E. des Vitamins E und eine Tablette mit mehreren Vitaminen des B-Komplexes. Dies sind zwar vergleichsweise hohe Dosen für Kinder, da aber alle Vitamine (außer E) wasserlöslich sind, werden sie im Körper schnell abgebaut, und überschüssige Mengen werden rasch wieder ausgeschieden.

Mitch sprach fast unmittelbar auf die Behandlung an. Schon innerhalb einer Woche wurde er ruhiger und konnte sich wieder konzentrieren. Die Niazindosis wurde auf 1000 mg pro Hauptmahlzeit erhöht. Die Dosis war be-

wußt etwas niedriger angesetzt worden, da eine Überdosierung zu Hautrötung und Juckreiz führen kann. Die erhöhte Dosis rief bei ihm allerdings
Brechreiz hervor, eine gewöhnliche Nebenwirkung, die bei etwa 20% der
Patienten auftritt. Niazin wurde durch Niazinamid ersetzt, und der
Brechreiz verschwand. Nach einem Monat verlor Mitch an Gewicht, und
seine schulischen Leistungen verbesserten sich. Die Vitamin-C-Zufuhr
wurde auf dreimal täglich 1000 mg erhöht. Die Besserung hielt an, obwohl
er bisweilen immer noch in der Klasse Unruhe stiftete und mit seinen Eltern stritt. Als Ergänzung zu seiner Diät wurde L-Glutamin verordnet, eine
Aminosäure, die der Versorgung des Gehirns zugute kommt.
Nach drei Monaten erzählten Mitchs Eltern, daß es ihm sehr gutgehe.
Keine seiner Wahrnehmungsstörungen trat wieder auf. Er nahm weiter
ab. Seine Konzentrationsfähigkeit verbesserte sich. Nur zwei Störungen
waren noch da. Er wurde schwach, wenn er nichts aß, was bei hypoglykämischen Patienten nichts Seltenes ist. Er war auch immer noch Bettnäs-
ser, was seine Eltern vor Beginn der Behandlung gar nicht erwähnt hatten.
Mitch wird noch eine Weile mit seinen Vitaminen leben müssen. Auch
wenn keine Symptome mehr auftreten, muß er die gegenwärtige Vitamin-
diät noch mehrere Jahre fortsetzen. Dann werden die Dosen nach und
nach reduziert, um festzustellen, ob er auch mit weniger Vitaminen normal leben kann.
Obwohl Mitch kein typischer Fall von Depression ist, zeigt sein Beispiel
deutlich, welche Probleme als Folge von niedrigem Blutzucker auftreten
können. »Ich bin ständig müde«, klagen viele Patienten. »Alles kostet
mich große Anstrengung.« – »Auch wenn ich lange geschlafen habe,
wache ich auf und bin müde.« – »Ich fühle mich schrecklich, aber der Arzt
kann nichts feststellen.«
Solche und ähnliche Klagen sind oft von Patienten mit Blutzuckermangel
zu hören. Natürlich leidet nicht jeder, der die genannten Symptome zeigt,
unter Hypoglykämie, aber diese Möglichkeit wird von den Ärzten bei der
Diagnosestellung häufig übersehen. Viele Ärzte scheinen den Blutzuckermangel einfach zu ignorieren. Für sie ist er eine »Modekrankheit«. Wieviel Leid könnte von Menschen genommen werden, wenn manche Ärzte
auch andere Alternativen zuließen!
Blutzuckermangel ist schon lange bekannt, und zunächst wurde ihm von
den Ärzten auch Beachtung geschenkt. In den 20er Jahren wurde Insulin
entdeckt, das Hormon, das den Blutzuckerhaushalt reguliert. Der ameri-

kanische Wissenschaftlicher Dr. Seale Harris beobachtete, daß der Blutzuckerspiegel stark sinkt, wenn ein Patient zuviel Insulin erhält, und viele Symptome auftreten, bis mehr Zucker zugeführt wird. Der Patient fühlt sich schwach, er fröstelt, ist nervös, zittert, im Extremfall können sogar ein Ohnmachtsanfall oder Krampf auftreten.

Dr. Harris beobachtete bei einigen seiner Patienten, die kein Insulin erhielten, die gleichen Symptome wie bei einer Überdosierung von Insulin. Blutzuckeruntersuchungen bestätigten, daß beim Auftreten der Symptome der Blutzuckerspiegel stets niedrig ist. Diese Symptome verschwinden innerhalb von Minuten, wenn Zucker gegessen oder eine Zuckerlösung ins Blut gespritzt wird.

Bei der Suche nach einer Behandlung stieß er darauf, daß der Blutzuckerspiegel nach der Einnahme von Zucker sank. In diesem Zustand bewirkt das Essen von Zucker ein weiteres *Absinken* des Blutzuckers. Dr. Harris entwickelte eine eiweißreiche, zuckerarme Diät mit häufigen Mahlzeiten, die noch heute die Grundlage der Behandlung von Hypoglykämie darstellt. Dr. Harris wurde für seine Erkenntnisse zwar gewürdigt, doch gerieten sie bald wieder in Vergessenheit.

Hartnäckigere Ärzte ziehen eine Hypoglykämie schon eher in Betracht, wenn die schweren Symptome eines Patienten wie Schwäche, Schwindel oder Ohnmachtsanfälle offensichtlich auf keine andere Ursache zurückzuführen sind. Oft wird das Blut erst dann auf den Blutzuckergehalt getestet, wenn die Symptome extrem stark sind. Liegt der Zuckergehalt dann unter einem bestimmten Wert, wird eine Hypoglykämie diagnostiziert.

Durch den Blutzuckerbelastungstest (Glukosetoleranztest) wurde eine Möglichkeit zur Verbesserung der Diagnose geschaffen. Dabei werden dem Patienten über einen Zeitraum von fünf bis sechs Stunden nach Einnahme einer bestimmten Glukosemenge in Form eines gesüßten Getränks mehrere Blutproben entnommen. Anschließend wird der jeweilige Blutzuckerspiegel bestimmt. Bei einer normalen Blutzuckerbelastungskurve liegt der Nüchternblutzuckerwert zwischen 80 mg% und 100 mg%. Nach einer Stunde sollte der Blutzuckerspiegel mindestens 50% über dem Nüchternblutzuckerwert liegen. Im Verlauf der zweiten Stunde sollte er sich wieder dem Nüchternblutzuckerwert genähert haben und auch während der sechsstündigen Belastungsprobe auf diesem Wert bleiben.

Bei der Diagnose wird allzu oft nur nach einem Blutzuckerspiegel gesucht, der unter einen bestimmten, als normal angenommenen Wert fällt. Erfahrungsgemäß werden jedoch mit diesen Maßstäben über 90% der heilbaren Fälle von Blutzuckermangel übersehen. Je mehr diese Krankheit als Modeerscheinung abgetan wird, desto niedriger muß diese Unterschreitung nach Dafürhalten einiger Ärzte ausfallen, ehe sie eine Diagnose auf Blutzuckermangel stellen.

Vor nicht allzu vielen Jahren wurde Hypoglykämie bereits diagnostiziert, wenn der Blutzuckerspiegel bei mindestens einer der für den fünfstündigen Blutzuckerbelastungstest entnommenen Blutproben unter 60 mg% (60 mg Glukose in 100 cm^3 Blut) lag. Bei vielen Ärzten muß der Blutzuckerspiegel gar unter 50 mg% fallen. Manche Ärzte halten selbst diesen Wert für zu hoch, da bei einer Untersuchung an gesunden Männern nach drei Tagen ohne Nahrungsaufnahme Blutzuckerspiegel bis zu 30 mg% erreicht worden seien, ohne Nebenwirkungen sichtbar. Einige Wissenschaftler wollen sogar beweisen, daß eine Hypoglykämie gar nicht existiert.

Einen Punkt festsetzen zu wollen, der entscheidet, ob ein Patient normal oder anomal ist, entbehrt jeder realistischen Grundlage. Solche künstlich bestimmten Grenzwerte mögen für einen Prozentsatz der Bevölkerung zutreffen, für den einzelnen haben sie aber kaum Bedeutung. Nehmen wir einmal an, 90% der Personen, deren Blutzuckerspiegel unter 50 mg% fällt, leiden an Blutzuckermangel. Es stellt sich die Frage, bei welchem Wert die hypoglykämischen Symptome auftreten. Alle genau bei 50 mg%? Bei wie vielen Personen treten Symptome bei 51 mg% oder bei 60 mg% auf? Oder bei 70 mg%? Nimmt man eine beliebige Zahl als Maßstab und mißt man nur die Laborergebnisse an dieser Zahl, erhält man offensichtlich ein willkürliches Ergebnis und verhält sich unfair dem Patienten gegenüber, der sich vom sachkundigen Arzt doch Hilfe verspricht.

Dr. H. Saltzer erkannte dieses Problem und entwickelte die Theorie der relativen Hypoglykämie. Bei fünf- und sechsstündigen Blutzuckerbelastungstests stellte er fest, daß viele Versuchspersonen während dieses Zeitraums typische Symptome wie Schwäche, Schläfrigkeit, Ohnmacht, Pulsbeschleunigung, Schwitzen oder Reizbarkeit zeigten, obwohl ihr Blutzucker nicht unter dem Wert lag, der als Grenzwert für die Diagnose galt. Was beobachtet wurde, konnte aber nicht geleugnet werden. Seine Patienten wiesen typische Symptome von Blutzuckermangel auf. Er erkannte, daß nicht alles, was für den einen Menschen normal ist, auch für andere normal ist und daß Blutzuckermangelsymptome bereits im vermeintlichen »Normalbereich« auftreten können.

Aufgrund seiner Ergebnisse entwickelte er neue Kriterien, die auch solche Fälle von Patienten berücksichtigten, deren Blutzuckerspiegel nicht unter den Grenzwert sanken, die aber während der Probe die Symptome aufwiesen. Er nahm den Nüchternblutzuckerwert als »Normalwert« für die betreffende Person an. Er wird ermittelt, nachdem der Patient zwölf Stunden vor der Probe weder gegessen noch getrunken hat. Dr. Saltzer entwickelte zwei Kriterien:

1. Wenn der Blutzuckerspiegel bei einer der entnommenen Proben mehr als 20 mg% unter dem Nüchternblutzuckerwert liegt und hypoglykämische Symptome auftreten, liegt bei dem Patienten eine relative Hypoglykämie vor.

2. Wenn der Blutzuckerspiegel während der Probe um 50 mg% oder mehr sinkt und sich beim Patienten Begleitsymptome zeigen, ist ebenfalls eine Diagnose auf relative Hypoglykämie zu stellen.

Neben diesen Kriterien erstellte er zwei Schaubilder, die jeweils eine hypoglykämische Erkrankung widerspiegeln.

1. Flache Kurve: Bei der normalen Blutzuckerbelastungskurve steigt der Blutzucker innerhalb der ersten Stunde auf 50% über dem Nüchternblutzuckerwert an. Wird dieser Wert nicht erreicht, ergibt sich daraus eine flachere Blutzuckerbelastungskurve.

2. Bei einer normalen Kurve liegen die Werte der Proben nach zwei und jeder folgenden Stunde nahe dem Nüchternblutzuckerwert. Bei einigen Testpersonen zeigt sich nach zwei Stunden ein signifikanter Anstieg des Blutzuckerspiegels, der auf der Blutzuckerkurve einem zweiten Höhepunkt entspricht. Eine solche Kurve heißt gezähnte Kurve. Sie weist auf eine Hypoglykämie hin.

Insgesamt läßt der Blutzuckerbelastungstest dann auf eine Hypoglykämie schließen, wenn

1. die Kurve unter einen vorgegebenen Grenzwert sinkt, normalerweise 50 mg%, gegebenenfalls auch darunter, je nachdem, wer die Auswertung vornimmt;

2. mindestens ein Glukosewert 20 mg% unter dem Nüchternblutzuckerwert liegt und gleichzeitig Symptome festzustellen sind;

3. der Wert zu einem beliebigen Untersuchungszeitpunkt um mindestens 50 mg% sinkt und der Untersuchte Symptome aufweist;

4. der Blutzucker nicht auf einen Wert ansteigt, der 50% (nicht 50 mg%) über dem Nüchternblutzuckerwert liegt (flache Kurve);

5. nach zwei Stunden ein plötzlicher Anstieg des Glukosewerts auftritt, der sich auf der Kurve als zweiter Höhepunkt zeigt (gezähnte Kurve).

Bis hierher gründete die Diagnose wesentlich auf dem Blutzuckerbelastungstest. Manchmal reichen die Testergebnisse allein jedoch nicht aus. Eine maßgebliche Rolle bei der Diagnosestellung spielen auch die Gefühle des Patienten während der Untersuchung. Ein Blutzuckerbelastungstest mit normalen Blutzuckerwerten ist erst dann normal, wenn der Betreffende während der gesamten Untersuchung keinerlei Symptome aufwies.

Gelegentlich werden bei einem Patienten normale Testergebnisse erzielt, obwohl er sich während der Untersuchung und/oder wenige Tage danach schrecklich fühlt. Zu den auftretenden Symptomen gehören Ermüdung, Kopfschmerzen, Reizbarkeit, Hungergefühl, Depression, Schwäche, Ohnmacht, große Blässe und Schwitzen. Klagt der Patient über solche Symptome während der Untersuchung, so ist dies ein eindeutiger Hinweis auf das Vorliegen einer Hypoglykämie. Wird sie behandelt, ist mit einer Besserung zu rechnen.

Die Diagnose eines Blutzuckermangels ist gerechtfertigt, wenn die Untersuchung in stündlichen Abständen wiederholt wird. Bei halbstündlichen Messungen kann der Blutzuckerspiegel allerdings in der ersten halben Stunde einen niedrigen Wert annehmen und sich zum regulären stündlichen Abstand wieder auf einen Normalwert einstellen. Wären dann nur stündliche Messungen vorgenommen worden, hätte das Ergebnis vollkommen normal ausgesehen, und der Blutzuckermangel wäre aufgrund der isolierten Betrachtungsweise von Meßergebnissen unerkannt geblieben. Im Idealfall wird die Probe von einem erfahrenen Labortechniker entnommen, der nicht nur bei der Blutentnahme beziehungsweise zu einem beliebig festgesetzten Zeitpunkt Symptome erkennen kann. Der Körper zeigt die erwarteten Symptome nämlich nicht immer genau dann, wenn gerade eine Blutprobe entnommen wird.

Bevor man sich aber einem fünf- oder sechsstündigen Test unterzieht, sollte man den Arzt fragen, ob die Symptome, die den Arztbesuch veranlaßt haben, überhaupt etwas mit einer Hypoglykämie zu tun haben.

Einer Analyse an mehreren hundert Patienten mit niedrigen Blutzuckerwerten zufolge treten die Symptome mit folgender Häufigkeit auf:

Nervosität 94%
Reizbarkeit 89%
Erschöpfung 87%

Ohnmacht, Schwindel, Zittern, kalter Schweiß, Hitzewallungen 86%
Depression 77%
Schwindel 73%
Schläfrigkeit 72%
Kopfschmerzen 71%
Verdauungsstörungen 69%
Vergeßlichkeit 67%
Schlaflosigkeit 62%
Beunruhigung und Angst 62%
Verwirrtheit 57%
Innerliches Zittern 57%
Herzklopfen und beschleunigter Puls 54%
Gliederschmerzen 53%
Taubheitsgefühl 51%
Unentschlossenheit 50%

Zu den Symptomen, die bei weniger als 50% seiner Patienten auftraten, gehören:
Unsoziales, asoziales und antisoziales Verhalten, Weinkrampf, fehlender Sexualtrieb, Allergien, Koordinationsstörungen, Beinkrampf, Unkonzentriertheit, Schleier vor den Augen, Muskelzucken, Jucken und Kribbeln der Haut, Keuchen, Erstickungsanfall, Taumel, Seufzen und Gähnen, bei Männern Impotenz, Bewußtlosigkeit, Alpträume, rheumatoide Arthrose, Phobien, Ängste, Neurodermitis, Selbstmordabsichten, Nervenzusammenbruch, Krämpfe.
Im Zusammenhang mit der Diagnose treten natürlich nicht alle genannten Symptome auf, aber einige der häufigeren sind sicherlich schon aussagekräftig genug. In den meisten Fällen hat der Patient auch ein gesteigertes oder übermäßiges Verlangen nach Zucker, Stärke oder Alkohol. Sind Zittern oder Schwächeanfälle wesentliche Symptome, können sie durch Essen von Zucker oder Stärke gelindert werden. Dies ist ein sicheres Anzeichen für eine Hypoglykämie. Nicht alle Symptome verschwinden jedoch nach Aufnahme von Kohlenhydraten.
Da Depressionen bei hyperglykämischen Patienten weit verbreitet sind, sollte man bei jeder Depression unklarer Ursache dem Verdacht auf eine Hypoglykämie nachgehen. Untersuchungen haben gezeigt, daß 77% der hypoglykämischen Patienten unter Depressionen litten.

Diät bei Blutzuckermangel

Wenn die Diagnose auf Blutzuckermangel gesichert ist, kann die Behandlung beginnen. Hier gibt es nun einige verwirrende Tatsachen. Ist der Blutzuckerspiegel niedrig, nimmt man landläufig an, daß er durch das Essen von Zucker wieder erhöht werden kann. Glücklicherweise wird dies heute nicht mehr empfohlen, denn Zucker würde den Blutzuckerspiegel noch weiter senken. Eine Diät, wie sie in diesem Kapitel vorgestellt wird, zielt darauf, ein Absinken des Blutzuckerspiegels überhaupt zu vermeiden. Wie bereits erwähnt, gibt es drei Richtlinien, deren Einhaltung strikt erforderlich ist, um eine positive Reaktion zu erhalten:

– eiweißreiche und kohlenhydratarme Kost;
– kleine Mahlzeiten;
– häufige eiweißreiche Zwischenmahlzeiten.

1. *Was soll man essen?* Die Nahrung sollte reich an Eiweiß und kohlenhydratarm sein. Kohlenhydratarm bedeutet hier, daß keinerlei raffinierte Kohlenhydrate (Zucker und Weißmehl) verwendet werden. Weiterhin sollte man auf künstliche Süßstoffe jeder Art sowie auf Honig verzichten. Auch sollten kohlenhydratreiches Obst und Gemüse vermieden werden. In der Nahrung oder in Arzneimitteln vorhandenes Koffein kann Zuckerreserven im Körper angreifen. Koffeinhaltige Produkte sind daher verboten. Viele Nahrungsmittel enthalten einen Zuckerzusatz, so daß man sich angewöhnen muß, beim Einkauf die Angaben über Inhaltsstoffe genau durchzulesen.

2. *Wieviel soll man essen?* Hier entscheidet der persönliche Geschmack. Man sollte genügend Nahrung zu sich nehmen, also Hunger vermeiden, sich aber nicht überessen.

3. *Wann soll man essen?* Warum viele Zwischenmahlzeiten notwendig sind, zeigt die Blutzuckerbelastungskurve. Da die Diät ein Absinken des Blutzuckers verhindern soll, können eiweißreiche Zwischenmahlzeiten sozusagen vorbeugend eingenommen werden.
Vorgegebene Diätpläne sind nicht gerade ideal, da sie die Vorlieben und

Abneigungen einzelner Patienten zuwenig berücksichtigen. Aber gerade diese Diätpläne sind bei den meisten Patienten erfolgreich. Manche benötigen mehr, manche weniger Kohlenhydrate, als der Diätplan erlaubt. Jeder Patient erhält zunächst einen vorgegebenen Diätplan in die Hand, der bei Bedarf später leicht abgeändert wird.

Diätempfehlungen der Fachliteratur zu Hypoglykämie sind vielfältig und verwirrend. Einmal sind Äpfel erlaubt, ein anderes Mal wird von Milch oder künstlichem Süßstoff abgeraten. Dies erscheint auf den ersten Blick verwirrend, beim genaueren Betrachten sind die Unterschiede nur oberflächlich. Die Grundforderungen bleiben gleich: 1. wenig Kohlenhydrate, viel Eiweiß; 2. kleine, aber angemessene Nahrungsmengen, wann immer Bedarf entsteht; 3. regelmäßige Haupt- und häufige Zwischenmahlzeiten. Die Unterschiede ergeben sich bei der Festlegung dessen, was generell als kohlenhydratarm gilt, was sich als ein nahezu unmögliches Vorhaben herausstellt. Aus diesem Grund stehen manche Gemüse- und Obstsorten auf einem Ernährungsplan, während sie auf einem anderen fehlen.

Jeder Ernährungsberater arbeitet mit einer ihm vertrauten Diät und kann sie im Einzelfall mit den persönlichen Bedürfnissen abstimmen.

Dr. Paavo Airola empfiehlt als einziger eine von diesen Prinzipien abweichende Diät. Er schlägt eine komplexe kohlenhydrathaltige und eiweißarme Diät vor, die in einigen Fällen zwar wirksam ist, aber nicht in der gleichen Weise wie die kohlenhydratarme und eiweißreiche Kost. Möglicherweise ist die geringere Wirksamkeit von Dr. Airolas Diät auf die häufig auftretenden Getreideallergien in der Bevölkerung zurückzuführen. Seine Diät ist jedoch eine ernst zu nehmende Alternative bei der Behandlung von Vegetariern.

Viele Menschen ernähren sich heute bewußter als früher und bemängeln den hohen Eiweißanteil der Diät. Diese Kritik ist zwar zutreffend, die Dauer der Diät beträgt aber nur etwa vier Monate als reine Behandlungsdiät, danach wird sie, um den erreichten Zustand zu halten, auf eine Kost abgeändert, die weniger eiweißreich ist und Kohlenhydrate in zunehmendem Maß erlaubt.

Bei Menschen mit hohem Cholesterinspiegel sollte eine cholesterinreduzierte Diät verordnet werden. Bevor man sich für eine Diät entscheidet, ist in jedem Fall ein Arzt zu befragen.

Behandlungsdiät

Erlaubte Nahrungsmittel

Fleisch: Fleisch, Fisch und Meeresfrüchte ohne Einschränkungen. Fleisch in Fertiggerichten sollte aufgrund der Nahrungsmittelzusätze und des hohen Fettgehalts gemieden werden.

Getränke: Gemüsesäfte, entkoffeinierter Kaffee, Tee ohne Teein, Mineralwasser mit oder ohne Kohlensäure.

Nüsse, Keime und Sprossen: Als bequeme Zwischenmahlzeit oder als Back- und Kochzutat geeignet; sind aber wegen ihres hohen Fettanteils sehr kalorienreich.

Getreide: Alle Vollkorngetreidearten; kein verarbeitetes oder angereichertes Getreide verwenden, sie enthalten zuviel Kohlenhydrate. Falls keine Allergie bzw. Unverträglichkeit vorliegt, möglichst zwei Tassen gekochtes Getreide pro Tag, auf zwei bis drei Mahlzeiten verteilt, zu sich nehmen.

Nudeln: Eine der Getreidemahlzeiten kann aus Vollkornnudeln bestehen. Vollkornnudeln haben einen eigenartigen Geschmack und sollten mit einer herzhaften Soße serviert werden.

Brot: Nur Vollkornbrot, richtiges Vollkorn ist dabei dem mit Vollkornmehl angereicherten Weißmehl vorzuziehen. Zwei Scheiben Brot, verteilt auf mindestens zwei Mahlzeiten, sind erlaubt. Wer nicht ohne sein belegtes Brot auskommt, kann auch Vollkornaufstriche probieren.

Eier und Milchprodukte: Möglichst fettlos oder in der Magerstufe. Eier und Naturjoghurt ohne Früchte sind erlaubt. Milch sollte auf zweimal 1/4 l pro Tag beschränkt bleiben.

Gemüse: Gemüse möglichst frisch und roh oder im Dampf gekocht verzehren. Erlaubte kohlenhydratarme Gemüsesorten sind:

Rote-Bete-Blätter	Radieschen	Okraschoten
Sellerie	Brunnenkresse	Zwiebeln
Chicorée	Spargel	Paprika
Chinakohl	Bambussprossen	Erbsen
Schnittlauch	Sojabohnensprossen	Bohnen
Gurken	Brokkoli	Spinat
Endivie	Kohl	Kürbis
Zucchini	Blumenkohl	Tomaten
Fenchel	Grünkohl	Rüben
Kopfsalat	Aubergine	
Oliven	Porree	
Petersilie	Pilze	

Obst: Obst sollte wegen des hohen Zuckeranteils auf zwei Mahlzeiten pro Tag reduziert werden; nur eine Obstsorte pro Mahlzeit verzehren. Obst immer als Teil einer Mahlzeit, nie als Zwischenmahlzeit verwenden.

Honigmelone	Kokosnuß	Zitrone, Limone
Rhabarber	Preiselbeeren	Stachelbeeren
Erdbeeren	Zuckermelone	Brombeeren

Was man streng vermeiden sollte

Alle zuckerhaltigen Nahrungsmittel. Lesen Sie das Etikett, und achten Sie auf die verschiedenen Umschreibungen für Zucker, z.B. alle Wörter, die auf -*ose* enden wie Fruktose, Glukose, Saccharose usw. Sie werden oft auch als »natürliche Süßstoffe« zusammengefaßt, sind aber sirupartiger Zucker. *Lesen Sie die Aufschriften sorgfältig.*

Alle »angereicherten« Mehlsorten. Sie bestehen zum Großteil aus Kohlenhydraten.

Alle »schnellkochenden« Getreidesorten. Sie bestehen zum Großteil aus Kohlenhydraten.

Künstliche Süßstoffe. Das Vermeiden von der Nahrung zugesetzten Süß-stoffen reguliert die Empfindung der Geschmacksknospen für natürliche Süßstoffe. Nach etwa sechs Wochen werden künstliche Süßstoffe als zu süß empfunden. Dann fällt es nicht mehr schwer, auf sie zu verzichten.

Honig. Obwohl Honig ein Naturprodukt ist, enthält er für Hypoglykämiker zu viele Kohlenhydrate.

Koffein. Koffein wirkt negativ auf den Blutzuckerhaushalt.

Alkohol. Alkohol verlangsamt die im Körper stattfindende natürliche Um-wandlung von Eiweiß in Zucker.

Nahrungsmenge. Man sollte den Hunger stillen, aber sich nicht überessen. Die Nahrungsmenge ist von Mensch zu Mensch unterschiedlich.

Eßzeiten. Drei Hauptmahlzeiten mit vielen eiweißreichen Zwischenmahl-zeiten sind vorgeschrieben. Wie viele Zwischenmahlzeiten notwendig sind, hängt von der Blutzuckerbelastungskurve ab. Sinkt der Blutzucker zum Beispiel nach drei Stunden ab, sollte man alle zwei Stunden eine Zwi-schenmahlzeit zu sich nehmen. Aufgabe der Zwischenmahlzeiten ist es, ein Absinken des Zuckerspiegels auf hypoglykämische Werte zu verhin-dern, auch wenn die vorgeschriebenen Hauptmahlzeiten eingehalten wer-den. Wer nicht auf die Ergebnisse eines Blutzuckerbelastungstests zurück-greifen kann, sollte möglichst alle zwei Stunden kleine Zwischenmahlzei-ten einnehmen. Diese sollten zwei Stunden nach jeder Hauptmahlzeit und bis zum Schlafengehen zu sich genommen werden.
Es ist erlaubt, öfter zu essen, aber nicht seltener.

Empfohlene Zwischenmahlzeiten. Eine kleine Portion Fleisch, Milchproduk-te, Nüsse oder Keime, Vollkornbackwaren. Erfolgt eine Gewichtszunah-me, sollte man die Menge an Milchprodukten, Nüssen und Keimen wegen ihres Kalorienreichtums gering halten. Zwei Teelöffel eines in Flüssigkeit aufzulösenden Eiweißpulvers, wie es in Naturkostläden und Reformhäu-sern erhältlich ist, sind ideal bei Gewichtsproblemen. Flüssiges Eiweiß soll-te jedoch niemals eine Hauptmahlzeit ersetzen.

Darf man sündigen?

Erfahrungsgemäß ist eine 100%ige Einhaltung der Diät in der Regel unrealistisch. Bereits kleinere Schummeleien mehrmals pro Woche können eine positive Veränderung ausschließen. Wird die Diät aber an sechs Tagen der Woche eingehalten, kann man am siebten Tag schon einmal sündigen und eine Menge »Ungesundes«, sogenannten »Junk-food«, essen, ohne die Wirkung der Diät zu beeinträchtigen. Während der ersten beiden Wochen nach Beginn der Diät ändert sich nach einem Tag mit »Junk-food« kaum etwas. Etwa ab der dritten Woche ruft das Sündigen mit Kohlenhydraten oder Alkohol eine Gegenreaktion hervor, die meistens einen, manchmal aber erst zwei oder drei Tage später einsetzt und einen Tag andauert. Dabei treten Müdigkeit, Reizbarkeit und Unwohlsein auf. Hat man an einem »sündigen« Tag seinen Gelüsten nur in Form von Obst und Gemüse nachgegeben, kann die Gegenreaktion ganz ausbleiben.

Die meisten Patienten sind nach mehrmaligem Auftreten dieser Gegenreaktion bereits überzeugt, daß es ihnen ohne die begehrten Süßmacher usw. bessergeht. Von nun an betrachten sie die Diät eher als etwas Wünschenswertes denn als etwas, was Entbehrung bedeutet. Mit dieser Erkenntnis fällt ihnen die Einhaltung der Diät viel leichter.

Unterschiedliche Behandlungsphasen

Wird die Diät eingehalten, sind drei Phasen der Behandlung zu erwarten. Jede dauert in der Regel etwa drei bis fünf Wochen, manchmal nur eine Woche, in manchen Fällen bis zu einem Vierteljahr. Bei den meisten Patienten treten die Veränderungen in monatlichen Abständen ein. Dies mag manchen endlos lang erscheinen, aber die Geduld der meisten Patienten wird durch verbesserte seelische Ausgeglichenheit, Gewichtsverlust und ein allgemeines Wohlbefinden belohnt. Und das sollte es doch wert sein! Man kann nicht erwarten, daß sich die Dinge über Nacht ändern. Obwohl das zeitweise Abweichen vom Diätplan eine durchaus menschliche Schwäche ist, sollte man sich klarmachen, daß nur die gewissenhafte Einhaltung der Vorgaben einen Erfolg garantiert. Schließlich wird man dadurch belohnt, daß man sich wohler fühlt.

Erste Phase: Dieses Stadium ist dadurch gekennzeichnet, daß der Patient sich schlecht fühlt. Schwäche, Schwindelgefühle, der leichte Brechreiz und die Depression verstärken sich unter Umständen, besonders wenn die Diät eine radikale Umstellung der bisherigen Ernährung erfordert.

Häufig ernährt sich der Patient genau von den Dingen, die auf der Liste der verbotenen Nahrungsmittel stehen. Wenn der Patient viel Zucker in der Nahrung gewöhnt ist, wird es schwierige Augenblicke geben, denn Zucker – außer in frischem Obst und Säften – wird bei der Diät völlig ausgeklammert. Je mehr Zucker jemand gewöhnt ist, desto schwieriger ist die Umstellung auf die Diät.

Es ist wichtig, den Patienten auf Anpassungsschwierigkeiten an die neue Kost aufmerksam zu machen. Will er aber ohne Depression leben, muß er die hypoglykämischen Diätrichtlinien streng befolgen. Normalerweise tritt in den ersten Wochen ein Heißhunger auf Zucker und Stärke auf. Mit zunehmender Gewöhnung an die eiweißreiche Kost nimmt das Verlangen aber immer mehr ab.

Zeigt sich eine deutliche Schwäche oder Verschlechterung des Gesundheitszustands, kann man den Obstanteil von einer auf zwei Mahlzeiten pro Tag erhöhen. Ein langsamerer Übergang von einer kohlenhydratreichen zu kohlenhydratarmer Kost reicht normalerweise, um einige der lästigsten Symptome in der Gewöhnungsphase abzuschwächen.

Die Gefahr in dieser Anfangszeit besteht darin, daß der Patient die Diät abbricht, weil er sich so schwach und unwohl fühlt, aber nicht weiß, daß er ganz normal reagiert. Die Gelüste nach Süßem verschwinden jedoch, wenn die Diät fortgesetzt wird. Wird die Diät oft unterbrochen, kann dieses Verlangen jedoch unbegrenzt wieder auftreten.

Zweite Phase: Wer die erste Phase überstanden hat (was die meisten tun, denn sie wollen ja gesund werden), tritt nach drei bis fünf Wochen in das zweite Stadium. Es birgt Erfolgserlebnisse, aber auch Rückschläge und Gefahren.

Diese zweite Phase beginnt unmittelbar. Plötzlich fühlt sich der Patient sichtlich wohl. Er steckt voller Energie, die Depression beginnt sich zu bessern, die Ängste und Schmerzen sind verschwunden, und der Patient fühlt sich von Symptomen befreit und gesund. In Wirklichkeit ist der Patient »noch lange nicht aus dem Schneider«. Aber jedes Wohlgefühl ist besser als die Niedergeschlagenheit. Die zweite Phase wird zwar abrupt mit dem Gefühl, gesund zu werden, eingeleitet, aber immer noch sind rasch verändernde Kräfte am Werk. An einem Tag oder in manchen Stunden fühlt man sich vielleicht wunderbar, an den nächsten Tagen aus unerfindlichen Gründen wieder so schlecht wie zuvor. Dieses ständige Auf und Ab ist eine wichtige Erfahrung für den Patienten, und er muß sich stets vergegenwärtigen, daß die offensichtlichen Rückschläge wieder vorübergehen.

Im Lauf der Zeit nehmen die Hochstimmungen etwas ab, aber auch die Tiefpunkte sind weniger beängstigend. Sie pendeln sich etwa im gleichen Zeitraum wie die erste Phase auf ein gleichbleibendes Niveau ein. Damit aber die Lichtblicke nicht gleich als Heilung und die schlechten Tage nicht als hoffnungslose Situation aufgefaßt werden, müssen der Patient und seine Angehörigen auf diese Schwankungen vorbereitet, über ihre Bedeutung aufgeklärt und immer wieder davon überzeugt werden, daß die Lösung der Probleme unmittelbar bevorsteht. Glaubt der Patient, er werde niemals gesund, so verstärkt dies seine Depression. Solche bedrückenden und pessimistischen Gefühle kann man verdrängen, wenn man ausreichend darauf vorbereitet ist und weiß, was zu tun ist. Der Patient muß darüber aufgeklärt werden, daß solche Turbulenzen im Gefühlsleben einen Fortschritt bedeuten und am Anfang der Genesungsphase stehen.

Der Patient sollte lernen, jeden Tag bewußt zu erleben und an guten wie schlechten Tagen mit den Herausforderungen fertig zu werden. Geht es ihm einen Tag gut, sollte er das genießen und etwas tun, was Freude macht. Am besten sollte er nicht im voraus planen. Fühlt man sich voll Energie, ist man natürlich geneigt, Pläne zu schmieden. Das kann aber in Enttäuschung umschlagen, wenn die Pläne, die vielleicht auch die vernachlässigten Familienangehörigen oder Freunde mit einbeziehen, durch eine Phase der Niedergeschlagenheit vereitelt werden. Wer depressiv, ohne Energie und Selbstachtung war, braucht nicht noch mehr Mißerfolge. Die beste Methode ist also, wenn man in den Tag hinein lebt. Kommt ein schlechter Tag, sollte man sich entspannen und an etwas Positives denken. Auch dieser Tag geht vorbei, und morgen sieht alles schon ganz anders aus.

Dritte Phase: Anders als die zweite Phase kündigt sich die dritte Phase nur ganz allmählich an. Wenn sich die Wogen etwas geglättet haben, kommt man an einen Punkt, wo man sagt: »Es geht mir besser als vor der Diät, aber noch nicht so gut, wie ich erwartet habe.« Obwohl sich der Patient offensichtlich besser fühlt, reicht dies nicht aus, um die normalen Verpflichtungen gegenüber Familie, Freunden oder am Arbeitsplatz zu erfüllen. Manche Patienten sind dann enttäuscht, weil sie sich eine dramatische Wende zum Besseren wie zu Beginn der zweiten Phase wieder herbeiwünschen. Sie empfinden ihren jetzigen Zustand eher als Verschlechterung, obwohl es ihnen in Wirklichkeit bessergeht als vor der Diät, wenn sie auch noch nicht allen Anforderungen in befriedigender Weise genügen können.

Die dritte Phase ist von einer langsamen Zunahme der Lebensenergie geprägt, manchmal so langsam und natürlich, daß der Patient es gar nicht merkt. Er muß die Veränderungen wahrnehmen, weil sie ihn zum Durchhalten bei der Diät ermutigen. Diese Einsicht ist am ehesten dadurch zu erreichen, daß man ihn auffordert, sein derzeitiges Befinden mit den Beschwerden vor der Behandlung zu vergleichen.

Die meisten Patienten stellen an sich selbst auch in der dritten Phase eine Veränderung fest. Sie haben mehr Energie, können den Tagesanforderungen genügen, schlafen besser, sind nicht mehr nervös und depressiv. Die Symptome, die sie zu Beginn der Therapie aufwiesen, verschwinden in der dritten Phase nach und nach. Und es wird wieder leichter, mit Problemen fertig zu werden, die zuvor unüberwindlich schienen.

In dieser Phase wird normalerweise die Notwendigkeit einer Psychotherapie erwogen. Oft weist ein Patient selbst auf die erreichten Fortschritte hin, zum Beispiel indem er sagt: »Es ist einfach unglaublich. An der Situation selbst hat sich nichts geändert, aber es macht mir jetzt überhaupt nichts mehr aus. Ich tue jetzt einfach, was getan werden muß, wie andere Leute auch. Ich mache nun nicht mehr wie früher aus einer Mücke einen Elefanten.« Patienten mit dieser Einsicht brauchen keine Psychotherapie, denn sie lösen ihre Probleme auf vernünftige Weise.

Andere Patienten äußern vielleicht: »Ich fühle mich körperlich besser, ich habe mehr Energie, aber ich kann meine Probleme immer noch nicht bewältigen.« Hier empfiehlt sich eine Psychotherapie, weil sie sinnvoll ist und in diesem Stadium Aussicht auf Erfolg hat, da der Patient selbst zur Therapie beiträgt.

Voraussetzungen für eine Psychotherapie sind: 1. die Fähigkeit, Probleme zu erkennen, mögliche Lösungswege aufzuzeigen und zu beurteilen, was angemessen ist; 2. ein gesunder Körper, der die Energie aufbringt, gefundene Lösungen in die Tat umzusetzen. Patienten mit Blutzuckermangel bringen nach der hypoglykämischen Diät diese Voraussetzungen mit in eine Psychotherapie. Bei entsprechender Motivation kann eine Psychotherapie sinnvoll, erfolgreich und von verhältnismäßig kurzer Dauer sein. Ohne klaren Kopf und gesunden Körper bringen die Sitzungen nur erbarmungsloses Klagen und eine Rückkehr der Symptome. Viele Patienten, die während einer Psychotherapie entdecken, daß sie niedrigen Blutzucker haben, zeigen nach Beginn einer Diät auch in der Psychotherapie die langersehnten Fortschritte.

Eine Gefahr in der dritten Phase ist, daß ein Patient die langsame Besserung nicht erkennt. Manche erwarten eine abrupte Veränderung wie zu Beginn der zweiten Phase. Aber Gefahren birgt auch das vorzeitige Absetzen der Diät, weil der Patient aufgrund seines Wohlbefindens keinen Grund zur Fortsetzung sieht oder weil er nach über zwei Monaten glaubt, genug getan zu haben. Die hypoglykämische Diät ist auch nicht mehr langweilig, wenn man nach neuen Möglichkeiten sucht, die erlaubten Nahrungsmittel ansprechend zuzubereiten, etwa mit einem neuen Rezeptbuch.

Vierte Phase: Hat man jede der drei- bis fünfwöchigen Phasen durchgestanden, sollte man sich weitere drei bis fünf Wochen strikt an den Diätplan halten. Dies soll es dem Patienten erleichtern, sich an seine Gesundheit zu gewöhnen. Manche erleben unerwartete Veränderungen, weil sie Probleme für »normal« hielten, die eigentlich gar nicht existierten. Eine Frau mittleren Alters war erstaunt über ihr klares Denkvermögen, das sie nach dreimonatiger Diät besaß. Sie konnte plötzlich Entscheidungen treffen und schnell und klar denken. Sie hatte sich damit abgefunden, daß ihr mühsames Nachdenken, ihre Verwirrtheit und die Unfähigkeit, Entscheidungen zu treffen, ein Zeichen ihres »Alters« seien. Eine andere Frau war ebenfalls überrascht vom eigenen Scharfsinn. Das war für sie eine neue Erfahrung, denn im Rückblick war sie stets langsam im Denken gewesen, hatte es aber für normal gehalten.

Das Erreichte durch Diät halten

Während der ersten vier Monate muß die Diät streng eingehalten werden und kann schon etwas eintönig erscheinen. Zu Beginn werden die Patienten darüber aufgeklärt, daß die Diät mindestens vier Monate strikt durchgezogen werden muß und anschließend variiert werden kann. Wie bereits erwähnt, müssen sich manche Patienten für unbegrenzte Zeit an die hypoglykämische Diät halten, aber wenn man den Blutzuckermangel erst einmal in den Griff bekommen hat, kann man die Ernährung leicht verändern. So können zum Beispiel bisher nicht gestattete Obst- und Gemüsesorten in kleinen Mengen und bestimmten Abständen in den Speiseplan aufgenommen werden (Kartoffeln, Mais, Bananen, Pflaumen, Äpfel usw.).
In einem Punkt erfüllt die strenge Diät nicht das Ziel einer guten Ernährung, nämlich im geringen Vorkommen ganzer Getreidekörner. Wird die Diät später verändert, kann man das volle Korn hinzunehmen, zusammen mit naturbelassenem Obst und Gemüse, da einige der kohlenhydratreichen Obst- und Gemüsesorten in den ersten vier Monaten nicht erlaubt waren. Kommt ein Patient mit diesen Änderungen gut zurecht, kann man nach und nach die Zwischenmahlzeiten variieren. Zum Schluß kann man sogar Zucker zu besonderen Gelegenheiten zulassen, etwa im Urlaub, bei Festen oder Restaurantbesuchen. In dieser Phase wird getestet, wieweit man für den einzelnen Patienten die Diät lockern kann. Dabei gelten die folgenden Regeln:

1. Der richtige Zeitpunkt ist wichtig. Die meisten Menschen glauben, daß der Körper innerhalb weniger Stunden reagiert, wenn er ein Nahrungsmittel nicht verträgt. Dies trifft aber nicht zu. Die Reaktion folgt erst ein, manchmal zwei, seltener sogar drei Tage später. Will man also sichergehen, sollte man die neuen Nahrungsmittel in Drei-Tages-Abständen ausprobieren.

2. Jeder Patient stellt irgendwann fest, daß sein Organismus nicht immer gleich reagiert. Manchmal tritt bei der Erweiterung der Diät überraschenderweise keine unangenehme Wirkung ein, ein anderes Mal hingegen bewirkt schon die geringste Abweichung von der ursprünglichen strengen Diät tiefgreifende Veränderungen.
Ursache für die unterschiedlichen Folgen einer Diäterweiterung ist kör-

perlicher und seelischer Streß. Unter Streß reagiert der Körper überempfindlich auf jegliche Änderung der strengen Diät. Körperlicher Streß kann bereits durch eine leichte Infektion, etwa eine Erkältung oder Halsschmerzen, ein paar unruhige Nächte, Überstunden oder ähnliches ausgelöst werden. Seelischer Streß sind etwa Auseinandersetzungen oder Besorgnis über verschiedene Dinge. Damit sind nicht die gewöhnlichen Streßfaktoren gemeint, die zum täglichen Leben gehören, sondern zusätzliche, außergewöhnliche Faktoren, die nur von Zeit zu Zeit auftreten.

Manchmal ist man sich der zusätzlichen Belastung gar nicht bewußt, aber der Körper reagiert und warnt hypoglykämische Patienten auf seine eigene Weise. Wer gegen Blutzuckermangel behandelt wurde, erkennt Streßsituationen daran, daß nach geraumer Zeit das Verlangen nach Zucker wieder auftritt. Dieser Hunger auf Süßes ist ein deutlicher Hinweis auf Streß. Zu diesem Zeitpunkt muß die hypoglykämische Diät unbedingt fortgesetzt werden. Gleichzeitig muß den Streßursachen auf den Grund gegangen werden, damit sich keine weiteren Probleme ergeben. In solchen Situationen kann man zusätzliches Vitamin C und Vitamine des B-Komplexes verordnen, da diese wasserlöslichen Vitamine bekannterweise dem Streß entgegenwirken.

Da hypoglykämische Patienten besonders anfällig für Streßsituationen sind, sollte man entsprechende Vorkehrungen treffen. Das bedeutet eine strenge Einhaltung der Diät und die Einnahme zusätzlicher nahrungsergänzender Vitamine. Außer Krankheiten, die meist unvorhersehbar sind (etwa eine plötzliche Erkältung), zählen zu den einschätzbaren Streßsituationen einer Hausfrau beispielsweise die Bewirtung von Freunden, Gäste im Haus, kranke Kinder, der Mehraufwand bei der Einschulung der Kinder usw. Studenten sind normalerweise während Prüfungen im Streß. Unternehmer müssen mit veränderten Geschäftsbedingungen oder unerwarteten und anstrengenden Geschäftsreisen rechnen. Es ist nicht allzu schwierig, ein Gespür für das, was uns streßt, zu entwickeln. Deshalb muß noch einmal betont werden: Nur mit der strengen Einhaltung der Diät kommt man in Streßsituationen ungeschoren über die Runden!

Das deutlichste Beispiel dafür, daß unser Körper sich immer wieder verändert, bieten Urlaubsreisen. In der unbeschwerten und entspannten Atmosphäre werden verschiedene Dinge des verlockenden Nahrungsangebots probiert. Weder das Essen noch die alkoholischen Getränke scheinen unmittelbare Nebenwirkungen auszulösen. Man ißt, trinkt und läßt es sich gutgehen. In der Überzeugung, nun geheilt zu sein, kommt man nach Hause, und da wird man auch schon mit den alltäglichen Problemen überhäuft: unbezahlte Rechnungen, das Warmwasser funktioniert nicht mehr, das Auto ist kaputt usw. Da sich der Patient vom Blutzuckermangel geheilt wähnt, wechselt er wieder zur früheren kohlenhydratreichen Kost und muß schon zwei Wochen später ins Krankenhaus eingewiesen werden, weil fast alle ursprünglichen Symptome wieder aufgetreten sind.

An diesem Punkt angekommen, ist nicht viel Überzeugung notwendig, um den Patienten zur Rückkehr zur Diät zu bewegen. Normalerweise sind bereits nach zwei bis vier Wochen gute Ergebnisse zu erreichen. In der entspannten Atmosphäre während der Urlaubsreise konnte der Körper den Zucker verkraften, aber unter dem Alltagsstreß stemmt er sich mit ganzer Kraft dagegen.

Der größte Fehler beim Absetzen der hypoglykämischen Diät beziehungsweise beim Probieren zusätzlicher Nahrungsmittel besteht darin, daß die Patienten die Reaktion ihres Körpers nicht genau beobachten. Folgen von Unverträglichkeiten (zum Beispiel stärkehaltige Nahrung wie Kartoffeln oder zuckerhaltige wie Datteln) sind oft Müdigkeit, Desinteresse, Depression, Angst, Kopfschmerzen, Rückenschmerzen usw., das heißt die altbekannten Symptome. Vielleicht sind sie nicht so stark wie zu Beginn der Behandlung. Die Verschlechterung kann so schleichend und unbemerkt eintreten, wie sich die Besserung im dritten Stadium der Behandlungsphase eingestellt hat. Da ist mal ein Tag, an dem es nicht so gutgeht. Man spürt, daß etwas nicht mehr stimmt. Werden solche Gefühle mißachtet und die Situation nicht richtig eingeschätzt, kann sich der Gesundheitszustand schnell verschlechtern. Hier ist äußerste Wachsamkeit gegenüber dem eigenen Befinden und den Signalen des Körpers geboten. Gegebenenfalls muß man dem Patienten für einige Monate wieder die strenge hypoglykämische Diät verordnen. Oder er muß die Diät – mit geringen Abwandlungen – sogar für den Rest seines Lebens beibehalten. Diese eiweißreiche und kohlenhydratarme Diät ist keinesfalls eine Strafe, da es unendliche Möglichkeiten gibt, aus Fleisch, Fisch, Eiern, Käse, Milch, Joghurt, den erlaubten Obst- und Gemüsesorten usw. appetitliche Gerichte zuzubereiten. Tausende von Menschen leben nach diesen Ernährungsregeln, ohne dadurch größere Nachteile zu erleiden. Man wird dafür mit frischer Gesundheit und überschäumender Energie belohnt. Den meisten Patienten sind zusätzliche Nahrungsmittel erlaubt, außer in körperlichen oder seelischen Streßsituationen. Menschen, die ein Leben lang die strenge Diät einhalten müssen, sind eher die Ausnahme.

Bei 80% der Patienten tritt die Besserung innerhalb der ersten drei bis vier Monate ein. Dies hängt mit den biochemischen Vorgängen zusammen, die von der Diät beziehungsweise den Vitaminen ausgelöst werden. Eine zweite Phase der Besserung kommt außerdem nach sechs bis zwölf Monaten. Sie äußert sich durch Ausgeglichenheit, gestiegenes Selbstbewußtsein und Selbstsicherheit.

Da die meisten Menschen mit Blutzuckermangel mehrere Jahre lang krank waren, bevor sie sich einer Behandlung unterzogen, beherrschten Niedergeschlagenheit und Hoffnungslosigkeit lange ihr Gefühlsleben. Diese innere Haltung war nur folgerichtig, denn sie fühlten sich ja tatsächlich schlecht. Sie wurden mit dem Leben einfach nicht fertig. Beziehungen gingen aufgrund der Depression, der Reizbarkeit und des Mangels an Energie auseinander. Auch Karrieren, Zukunftspläne oder besondere Vorhaben blieben auf der Strecke. Alle Fehlschläge verstärkten noch die Selbstverachtung und das Gefühl der eigenen Wertlosigkeit. Zuversicht und Selbstbewußtsein können sich nur entwickeln, wenn sich nach Besserung der körperlichen Gesundheit auch Erfolgserlebnisse einstellen. Mit zunehmender Sicherheit – etwa wenn die sportlichen Leistungen besser werden, ein Hobby sich finanziell auszahlt, eine schwierige Prüfung bestanden ist oder man einfach gut mit den Mitmenschen auskommt – geht die Besserung mit großen Schritten voran. Natürlich dürfen die Erfolge nicht nur von kurzer Dauer sein; sie müssen lange genug anhalten, damit der Patient sicher weiß, daß er nun gesund ist und das Erreichte Bestand hat.

Während dieses Zeitraums, der normalerweise sechs bis zwölf Monate nach Beginn der Behandlung liegt, heilt die Krankheit völlig. Nun kommt der Patient wieder mit seinem Leben zurecht. Probleme kann er verstandesmäßig und seelisch eigenständig lösen. Weil sein klarer Verstand und sein gesunder Körper ihm bei der Bewältigung von Problemen helfen, kehren sein Selbstvertrauen und das Gefühl von seelischer Belastbarkeit von allein zurück.

Fallstudien mit Happy-End

Georgette: Eine 27jährige Ehefrau hatte zahllose Therapien und einen Selbstmordversuch hinter sich (Psychotherapie, Arzneimittelbehandlung), bis sie erfuhr, daß sie an Blutzuckermangel (Hypoglykämie) litt.

Sie klagte darüber, ständig müde und depressiv zu sein. »Ich kann nicht arbeiten und möchte am liebsten den ganzen Tag im Bett verbringen.« Sie war sehr unsicher und ohne Selbstvertrauen. Manchmal kam ihr alles hoffnungslos vor, es erschien ihr alles unwirklich. Sie arbeitete zeitweise als Verkäuferin von Computern oder als Sekretärin. Den Belastungen einer festen Anstellung war sie aber nicht gewachsen. Sie war geschieden und kam vor ihrer Krankheit allein für ihren Lebensunterhalt und den ihres Kindes auf. Auch ihre Mutter war depressiv gewesen. Sie versuchte, sich an die Diät bei Blutzuckermangel zu halten, ließ aber die notwendigen eiweißreichen Zwischenmahlzeiten aus. Körperlich zeigte sie nur einen niedrigen Blutdruck.

Weil sie Sinnestäuschungen beschrieb, wurden ihr dreimal täglich hohe Vitamindosen verordnet, die aus vier Tabletten Niazin (500 mg), viermal Vitamin C (500 mg), einmal Pyridoxin (200 mg), einmal Pantothensäure (100 mg), einer Tablette Vitamin E (400 I.E.) sowie einer Kapsel mit Vitaminen des B-Komplexes (50 mg) bestanden. Eine Haaranalyse ergab einen Mineralstoffmangel, und so bekam sie je drei zusätzliche Tagesdosen Mangan (50 mg) und Kalium (50 mg) sowie eine Tagesdosis Eisen. Darüberhinaus wurde ein Beruhigungsmittel verordnet, das sie von sich aus nach drei Wochen absetzte. Natürlich mußte sie sich auch an die vorgeschriebene Diät halten.

Nach den ersten drei Wochen ging es ihr etwas besser, sie war weniger depressiv. Nach zwei Monaten ging es ihr deutlich besser, und sie konnte klarer denken. Nach drei Monaten ging es ihr so gut, daß sie sich gesund fühlte und sie wieder gut oder sogar besser als zuvor denken konnte.

Wegen der stetigen Besserung nahm sie ihre Arbeit wieder auf. Zweimal hatte sie einen Rückfall, beide Male unter Streß. Einmal hatte sie es nicht geschafft, sich an die Diät und die Vitaminzufuhr zu halten, das andere Mal waren harte Auseinandersetzungen mit ihrem Mann die Ursache. In beiden Fällen mußte sie für kurze Zeit ins Krankenhaus, wo sie sich schnell wieder erholte. Beim zweiten Krankenhausaufenthalt bat sie um psychotherapeutische Unterstützung, die ihr gewährt wurde. Ihre Besserung hält bis zum heutigen Tag an.

Carol: Carol ist 24, verheiratet und Grundschullehrerin. Sie litt immer wieder unter Hypoglykämie. Ihre Symptome waren Ohnmachtsanfälle, Depression, Reizbarkeit, leichte Verwirrung. Körperlich kamen kalte Hände hinzu. Sie war familiär vorbelastet, denn sowohl ihre beiden Brüder wie ihr Vater litten unter Blutzuckermangel. Sie wurde unmittelbar auf eine hypoglykämische Diät gesetzt, zusätzlich wurden Vitamine nach dem Frühstück und nach dem Abendessen verordnet: ein B-Vitamin (100 mg), Vitamin C (500 mg) und Vitamin E (400 I.E.). Nach einer Haaruntersuchung bekam sie zusätzlich zweimal pro Tag je 50 mg Mangan und Kalium. Einen Monat nach Beginn der Diät stellte sie fest, daß sie jedesmal, wenn sie keine Zwischenmahlzeiten einnahm, zwanghaft aktiv wurde. Nach einer Blutbelastungsprobe, die ergab, daß der Blutzucker innerhalb der ersten Stunde extrem abfiel, mußte sie die Zwischenmahlzeiten in stündlichen Abständen zu sich nehmen. Weiterhin klagte sie über ständige Erkältungen, die jeweils vier bis fünf Tage andauerten. Sie hatte Antihistamintabletten genommen, die sie absetzen konnte, bevor sie eine Grippe bekam. Das bedeutete etwas grundsätzlich anderes als die chronischen Infekte der oberen Luftwege, denen sie sonst ausgeliefert war.
Interessanterweise hörte sie auf, Zucker zu essen, sobald sie zum erstenmal von ihrer Hypoglykämie erfuhr. Eine Verbesserung des Gesundheitszustands trat aber erst ein, als sie häufigere Zwischenmahlzeiten und Vitamintabletten einnahm. Nach zweimonatiger Behandlung hatte sie keine kalten Hände mehr, und ihre Stimmung und Energie hatten sich gebessert. Sie erzählte, zuvor habe sie sich oft elend gefühlt, sich über Dinge Sorgen gemacht, die es eigentlich nicht wert waren, oder die Schuld auf sich genommen, wenn kein Grund vorlag. Nach drei Monaten waren alle ihre Beschwerden verschwunden, und sie fühlte sich prächtig. Abgesehen von einem Juckreiz unklarer Ursache auf den Handflächen war sie ein anderer, völlig gesunder Mensch geworden.

Charles: Ein 25jähriger, alleinstehender Verkäufer in einem Lebensmittelgeschäft berichtete: »Ich bin sehr depressiv, weiß aber nicht, warum. Ich möchte nicht allein sein. Ich interessiere mich für nichts.« Manchmal fühlte er sich total erschöpft, manchmal voll überschäumender Energie. Kein Wunder, denn er aß sehr viele raffinierte Kohlenhydrate.

Der Blutzuckerbelastungstest ergab eine flache Kurve mit einem Absinken des Glukosespiegels in der dritten Stunde, mit dem ein Schwindelgefühl, Kopfschmerzen und Schwächegefühl einhergingen. Charles bekam die hypoglykämische Diät sowie ein Medikament gegen seine Depressionen verordnet. Zweimal täglich nahm er folgende Vitamine zu sich: B-Komplex (100 mg), Vitamin C (2 Tabletten, je 500 mg), Vitamin E (400 I.E.).

Er hatte einige Persönlichkeitsprobleme, die aber wohl nicht mit seiner Krankheit zusammenhingen. Eine Psychotherapie schien angebracht, es empfahl sich jedoch, noch drei bis vier Monate zu warten, bis er mit der Diät besser vertraut war. Nach dem ersten Monat ging es ihm manchmal noch schlecht, aber das Zittern war verschwunden. Er erkannte auch, daß er Probleme mit seinen Eltern heraufbeschworen hatte, wo es eigentlich keine gegeben hatte.

Während des zweiten Monats, in dem er einige Male gegen die Regeln der Diät verstieß, bekam er Kopfschmerzen und wurde schnell müde. Dennoch konnte er seine 48-Stunden-Woche ohne Depressionen ableisten. Nach diesem zweiten Monat fühlte er sich beschwerdefrei, bei einem ausgeglichenen Gesundheitszustand und ausreichender Energie. Nun hielt er die Psychotherapie nicht mehr für notwendig, denn er war aktiv und unternahm interessante Dinge.

Nach etwa sechs Wochen war die Dosis der Antidepressiva herabgesetzt worden, die Kopfschmerzen waren verschwunden, ja er erwog sogar, seine jetzige Arbeitsstelle zu kündigen und eine anspruchsvollere Arbeit anzunehmen. Fünf Wochen nach dem Absetzen der Diät waren das Zittern und die Depressionen wieder aufgetreten. Nachdem er die Diät wiederaufgenommen hatte, waren keine ernsteren Komplikationen aufgetreten.

Fred: Ein 23jähriger Junggeselle hatte Heroin genommen. Er war bedingt abhängig und hatte zuvor mehrere Jahre in unregelmäßigen Abständen Heroin genommen. Nach einer Selbstanzeige war er auf Bewährung freigesetzt worden. Einige Jahre danach hatte sich seine Abhängigkeit verstärkt. Er war schwer depressiv, hatte an nichts Interesse und litt unter Angstzuständen. Er hatte wenig Appetit und brauchte die Droge, um seine Spannungen zu lösen. Die Ursachen der Depressionen konnte er sich nicht erklären.

Er konnte sich erinnern, bereits mit sechs Jahren depressiv gewesen und im dritten Grundschuljahr von einem Kinderpsychologen betreut worden zu sein. In der familiären Vorgeschichte gab es einen paranoiden Onkel väterlicherseits, der Selbstmord begangen hatte. Die Großmutter väterlicherseits hatte Diabetes. Die Großmutter mütterlicherseits war depressiv und nahm Morphin gegen ihr Gelenkleiden; sie war ständig krank und verbreitete eine pessimistische Stimmung.

Freds Nahrung bestand vorwiegend aus Hamburgern, Bier und raffinierten Kohlenhydraten. Bei allen durchgeführten Laboruntersuchungen (Leberwerte, Schilddrüsenfunktion, Blutbild, Urinuntersuchung sowie Blutzuckerbelastungstest) lagen die Werte im Normalbereich. Nur beim Blutzuckerbelastungstest lag der Nüchternblutzuckerwert bei 88 mg% und sank nach zwei Stunden auf 54 mg% ab, was auf eine relative Hypoglykämie schließen ließ.

Fred erhielt eine hypoglykämische Diät und die folgenden Vitamine in drei Tagesdosen: Niazin (1 g), Vitamin C (1 g), Pyridoxin (100 mg), Pantothensäure (200 mg), Vitamin E (400 I.E.) sowie Vitamine des B-Komplexes (50 mg). Nach einem Monat stellte sich schon eine leichte Besserung ein. Er kam ohne Heroin aus, nahm aber manchmal Marihuana und trank etwas Bier. Nach einigen Wochen hatte er noch immer genug Energie, und sein Bierverbrauch war gesunken. Es ging ihm zwar manchmal aus unerfindlichen Gründen »dreckig«, aber er bekam seine Depression immer besser in den Griff.

Schon zwei Wochen später fühlte er sich »sehr gut«. Er kam gut mit Leuten aus, hielt sich genau an die Diät, war von zu Hause ausgezogen und lebte nun allein.

Kurze Zeit später wurde seine Diät um zusätzliche Obst- und Gemüsesorten erweitert. Im darauffolgenden Monat setzte er für einige Tage das Niazin ab, worauf es ihm sofort schlechter ging.

Nach einem Jahr der Behandlung wurden auffällige Leberwerte festgestellt. Die Vitamine wurden abgesetzt, und er unterzog sich einer Untersuchung in einer Universitätsklinik. Dort stellte man eine Muskelerkrankung fest, die schon lange Zeit vorliegen mußte, aber nicht auf die zusätzliche Vitaminzufuhr zurückzuführen war. Nach neun Monaten ohne Vitamintabletten bat er darum, wieder mit den Vitaminen beginnen zu dürfen, da er sich »mit den Vitaminen körperlich und seelisch besser gefühlt« habe.

Die ersten Wochen nach Wiederaufnahme der Vitaminbehandlung war er noch ziemlich depressiv. Aber seine Energie nahm nach und nach zu, er schlief wieder gut und hatte mehr Vertrauen. Er hatte vor, diesmal nicht so schnell mit der Behandlung aufzuhören.

Michael: Der 19jährige war schnell depressiv und stand an der Schwelle zum Selbstmord. An keiner Arbeitsstelle hielt er durch, weil ihn seine Arbeitgeber angeblich überforderten. Also kündigte entweder Michael oder sein Chef. Regelmäßig hatte er Marihuana genommen; vor einigen Jahren hatte er zwei Selbstmordversuche unternommen, beide Male mit Tabletten.

Seine Mutter beschrieb, die Depressionen würden bei ihrem Sohn kommen und gehen, manchmal sogar an einem einzigen Tag. Unnormale Hochstimmungen habe es nicht gegeben. Schon als Kind habe er unter dieser Form von Depression gelitten und sei in seiner Jugendzeit des öfteren mit dem Gesetz in Konflikt geraten. Seine Familie gehörte der oberen Mittelschicht an.

Bis zu seinem zehnten Lebensjahr machte er nachts ins Bett. Er hatte als Kind bereits zahlreiche Ängste und gab immer schnell auf. Er wurde von einem Psychologen untersucht, der einen hohen IQ feststellte. In der siebten Schulklasse verschlechterten sich seine Leistungen jedoch schlagartig. Man hatte bei ihm geringe Gehirnschäden und Hypochondrie diagnostiziert.

Seit zweieinhalb Jahren befand er sich in psychotherapeutischer Behandlung – ohne jegliche Wirkung. Seine Urgroßmutter hatte starken Diabetes mellitus. Seine Mutter war nervös und hatte ebenfalls Stimmungsschwankungen. Ein Blutzuckerbelastungstest ergab eine flache Kurve. Michael wurden eine Diät, Vitamine sowie Gesprächstherapie verordnet.

Zu Beginn der Behandlung bekam er dreimal täglich folgende Vitamine: Niazin (1 g), Vitamin C (1 g), Pyridoxin (100 mg), Pantothensäure (100 mg), Vitamin E (400 I.E.) und Vitamine des B-Komplexes (50 mg). Zusätzlich erhielt er Thiamin (1 g) sowie die Mineralstoffe Mangan (50 mg) und Kalium (50 mg), je zweimal pro Tag. In der Anfangsphase war eine langsame Besserung zu beobachten. Er begann zu studieren, und seine Leistungen waren in dieser Zeit konstant.

Nach fünf Monaten war sein Zustand gut, und die unterstützenden Gespräche waren nicht mehr nötig. Seine Depressionen waren verschwunden, er nahm an sinnvollen Aktivitäten an der Universität teil und war zufrieden mit seiner Arbeit. Gleichzeitig wurde er zur Transaktionsanalyse überwiesen, da man sich von einer intensiveren Unterstützung mehr Erfolg versprach. Solange er sich an die Diät und die Vitaminbehandlung hielt, ging es ihm sehr gut. Die Antidepressiva, die er die ersten fünf Monate nahm, wurden abgesetzt. Er studierte weiter und war sehr erfolgreich. Seine Vitaminzufuhr wurde auf zwei Tagesdosen verringert, und er profitierte zusätzlich von der Transaktionsanalyse.

Robin: Die 21jährige Studentin litt seit drei Jahren immer wieder unter Depressionen. Sie berichtete von ihrem mangelnden Selbstvertrauen, ihrer Hoffnungslosigkeit und einem Selbstmordversuch, den sie zwei Jahre zuvor mit Tabletten unternommen hatte. Sie war in psychiatrischer und psychotherapeutischer Behandlung und hatte an Suchttherapien teilgenommen. Ihre Mutter erzählte, Robin sei ziellos durchs Haus gegangen oder habe auf ihrem Bett gesessen und ins Leere gestarrt. Außerdem ermüdete sie schnell und litt unter Kopfschmerzen. Sie war ein Adoptivkind.
Sie nahm große Mengen raffinierter Kohlenhydrate zu sich. Da ihre Blutzuckerbelastungskurve flach verlief, wurden eine hypoglykämische Diät sowie folgende Vitamine jeweils zweimal täglich verordnet: B-Komplex (50 mg), Vitamin C (1 g), Vitamin E (400 I.E.), Thiamin (1 g). Außerdem bekam sie Antidepressiva. In den ersten Wochen fiel ihr die Einhaltung der Diät schwer, und so gab es auch keine Veränderungen. Sie fühlte sich zugleich abgespannt und »high«.
Robin konnte die Diät kaum durchhalten. Sie litt unter starken Stimmungsschwankungen. Immer noch redete sie von ihrer Hoffnungslosigkeit: »Es ist alles immer dasselbe. Ich komme nicht aus dem Trott heraus. Es wird sich nie etwas ändern.«
Robin hatte das Diät- und Vitaminprogramm schließlich doch eingehalten und hatte angefangen zu arbeiten. Die Arbeit gefiel ihr, sie fühlte sich allmählich wohler und freute sich am Leben. Ihr Bruder bemerkte: »... sie ist ein total anderer Mensch.« Manchmal verstieß sie gegen die Regeln der Diät, wenn sie mit anderen jungen Menschen zusammen war. Jedesmal fühlte sie sich danach zum Heulen, verängstigt und abgespannt.
Etwas später hatte sie einen schweren Unfall, doch sie blieb optimistisch und zeigte keinerlei Spuren von Depression. Sie hatte genügend Energie.

Manchmal war ihr noch schwindlig, sonst aber ging es ihr gut. Ihre Besserung schritt deutlich voran.

Casper: Casper war 18 und klagte über eine Reihe von Beschwerden. Er war manchmal extrem langsam im Denken, hatte ein schlechtes Gedächtnis, konnte nur mühsam aufwachen und fühlte sich dann meist benommen, ständig müde, es war ihm »speiübel«. Seine Körpertemperatur lag unter dem Normalwert, er hatte schlechte Noten, verlor schon nach einer Stunde das Interesse an einer Beschäftigung und konnte sich nicht konzentrieren. Die Mutter berichtete, er sei schon immer leicht erregbar gewesen, habe langsam gesprochen und sei trotz seines hohen IQ ein schlechter Schüler gewesen. Während der High-school-Zeit bekam er Ritalin, damit seine Reaktionen schneller würden. Es wurde aber wegen auftretender Schmerzen in der Brust wieder abgesetzt. Trotz zahlreicher Untersuchungen konnte keine Ursache für seine Müdigkeit ausgemacht werden. Erst ein Blutzuckerbelastungstest ergab eine relative Hypoglykämie bei einem Nüchternblutzuckerwert von 89 mg% und einem Rückgang auf 59 mg% nach drei Stunden.

Als Behandlung wurde eine hypoglykämische Diät angeordnet, zusätzlich erhielt er zweimal täglich folgende Vitamine: B-Komplex (50 mg), Vitamin E (400 I.E.), Pantothensäure (100 mg), Vitamin C (1 g). Bereits nach einem Monat zeigte sich eine Veränderung. Er hatte immerhin so viel Energie, daß er den Rasen mähen konnte. Seine Mutter erzählte, er sei drei Wochen ohne jegliche Kopfschmerzen gewesen, obwohl er seit seinem zehnten Lebensjahr häufig unter Kopfschmerzen gelitten habe. Er zeigte zunehmend Interesse an außerschulischen Veranstaltungen und kam besser mit seiner Familie aus, besonders mit seinem Bruder.

Als er an einem Feiertag zuviel gegessen hatte, stellte er bei sich eine extreme Müdigkeit fest. Seine Besserung hielt zwar an, und er konnte sich zunehmend konzentrieren, aber sein schlechtes Gedächtnis war immer noch ein Problem. Jedesmal, wenn er etwas aß, was eigentlich verboten war, bekam er Kopfschmerzen. Zunächst wehrte er sich gegen den Vorschlag, sich einer Psychotherapie zu unterziehen. Er fühlte irgendwie, daß das eigentliche Problem die Kritik seiner Eltern an seinem äußeren Erscheinungsbild und seinem unaufgeräumten Zimmer war.

Casper brauchte acht Monate, um einigermaßen klar denken zu können. Nicht ganz so lange brauchte er, um Entscheidungen zu treffen, und begeistert widmete er sich seinen Hobbys. Das einzige noch bestehende

Problem war sein mangelnder Kontakt zu anderen Menschen. Es gab keinerlei Anzeichen für eine Depression. Es ging ihm auch weiterhin gut, nur nach dem Genuß von Zucker stellten sich Stimmungsschwankungen und Reizbarkeit ein. In der Schule gehörte er inzwischen zu den Besten.

Cecil: Cecil, 34, war Junggeselle mit körperlichen und seelischen Störungen, deren Symptome er mehrere Jahre lang ärztlich behandeln ließ. Er bekam Valium und Schlaftabletten, und die Wirkung war für ihn schrecklich; er fühlte eine Schwere, Müdigkeit, Abgespanntheit. »Ich kann mich tagsüber kaum auf den Beinen halten, auch wenn ich ausgeschlafen bin.«

Die Depressionen hatten zwei Jahre vorher begonnen. Er kündigte seine Arbeitsstelle, um wieder zu studieren, doch die Symptome der Depression kehrten zurück: Zittern, Rückenschmerzen, Kontaktscheu, Reizbarkeit und das ständige Gefühl, seine Reaktionen unter Kontrolle halten zu müssen. »Das Leben erscheint mir sinnlos und ohne Freude«, sagte er.

Sein allgemeiner Gesundheitszustand war gut, und in der Familie gab es auch keinen Hinweis auf Diabetes. Morgens trank er Kaffee mit zwei Teelöffeln Zucker. Vormittags trank er drei Tassen gezuckerten Kaffee bzw. Tee, zum Mittagessen aß er einen Hamburger und trank dazu ein Cola. Abends gab es ein Steak oder Hühnchen mit Salat und Milch. Zwischendurch aß er Äpfel oder Bananen. Schon von jeher nahm er zusätzlich regelmäßig ein B-Vitamin, Mineralstoffe und Vitamin E ein.

Der Blutzuckerbelastungstest ergab eine flache Kurve. Zusätzliche Blutentnahmen wurden angeordnet, sobald sich Symptome einstellten. Nach zweieinhalb Stunden wurde er extrem müde, und eine erneute Blutprobe zeigte einen Abfall des Blutzuckerspiegels auf 60 mg%. Der Nüchternblutzuckerwert lag bei 81 mg%.

Er setzte mit der hypoglykämischen Diät und folgenden Vitamingaben in drei Tagesdosen ein: B-Komplex (100 mg), Vitamin E (400 I.E.), Vitamin C (1 g) sowie Kalzium und Magnesium. In der ersten Woche fühlte er sich schrecklich, aber in der zweiten ging es ihm schon viel besser. Ihm fehlten noch Kraft und Energie, aber seine Depression war nicht mehr so stark. Auch schlief er wieder besser. Er beschloß, in eine andere Stadt zu ziehen. Er verspürte Tag für Tag mehr Kraft und Energie und hatte keine schweren Depressionen oder Kopfschmerzen mehr. Er ging wieder motivierter zur Arbeit und nahm außer den Vitaminen keinerlei Medikamente.

Er hatte sich an die Diät gehalten, und es ging ihm gut. Er war wieder voller Energie und hatte ein Studium aufgenommen, das zufriedenstellend verlief. Nach etwa drei Monaten wurden die Vitamingaben auf ein Drittel der täglichen Dosis verringert. Außer im Fall von unvorhergesehenen Vorkommnissen bestand kein Grund mehr, die Behandlung fortzusetzen.

Jane: Die 31jährige Jane hatte einen gutbezahlten Job in der Bekleidungsbranche. Sie klagte über Müdigkeit, Depressionen, Mangel an Energie. Manchmal haßte sie die ganze Welt. Schon auf dem Gymnasium hatte sie ähnliche Gefühle. Sie glaubte, daß sie nicht mehr persönliche Probleme hätte als jeder andere. Ihr allgemeiner Gesundheitszustand war gut. Aufgrund ihrer Glaubensüberzeugung (sie gehörte der Sekte Christliche Wissenschaft an) ging sie normalerweise nicht zum Arzt.

Obwohl sie nicht übergewichtig war, hatte sie sich vier Jahre lang an eine Schlankheitsdiät gehalten. Am Tag vor ihrem Arztbesuch hatte sie mehrere Schokoriegel, Cocktails und stärkehaltige Nahrungsmittel zu sich genommen. Immer wieder überkam sie ein Heißhunger nach Süßigkeiten. Wie der Blutzuckerbelastungstest ergab, war auch sie relativ hypoglykämisch bei einem Nüchternblutzuckerwert von 102 mg%, der nach vier Stunden auf 62 mg% abgefallen war. Bei einer zweiten Probe fiel der Wert von 152 mg% nach der ersten auf 76 mg% nach der zweiten Stunde ab.

Sie begann mit der hypoglykämischen Diät und nahm zweimal täglich folgende Vitamine: B-Komplex (50 mg), Vitamin E (400 I.E.), Vitamin C (1 g). Nach einem Monat hatte sie noch mit Müdigkeit und Schlaflosigkeit zu kämpfen. Im Verlauf des zweiten Monats gab es gute und schlechte Tage oder eine ganze Woche, die sie nur schwer bewältigte. Auch im dritten Monat war sie noch oft müde, aber langsam begriff sie, daß sie »immer mehr von dem Leben um sich herum mitbekam«.

Sie hielt die Diät und die Vitamingaben eisern ein. Manchmal gab es Tage, an denen sie unruhig war und sich »in Dinge hineinsteigerte«. Das war zu einer Zeit, als sie mit Veränderungen in ihrem Leben fertig werden mußte. Im folgenden Monat war sie glücklich und frei von Depressionen. Sie bekam ein Gespür für Streßsituationen, etwa wenn sie zuwenig geschlafen hatte oder sich wieder einmal zu viel vorgenommen hatte, als es ihr gutging.

Wiederum einen Monat später ging es ihr weiterhin gut. Sie mußte sich nun nicht mehr – weil sie depressiv war – wegen irgendwelcher Schuldgefühle zu Handlungen zwingen. Inzwischen ging es ihr hervorragend, und sie kam auch mit schwierigen Situationen in ihrem Leben problemlos zurecht. Sie wußte nun, welche Nahrungsmittel sie vermeiden mußte, und blieb gesund. Die Kontrolluntersuchungen wurden immer seltener.

Barney: Barney, 46, verheiratet, Unternehmer, ist Alkoholiker. Er trank nur sporadisch, aber immer größere Mengen und konnte dann kaum mehr aufhören. Er war mit Antabus behandelt worden und hatte an Gruppentherapien teilgenommen. Zu den Anonymen Alkoholikern zog es ihn nicht. Manchmal war er eineinhalb bis zwei Wochen lang »trocken«, selten länger. Sowohl seine geschäftlichen als auch seine familiären Verpflichtungen litten unter der Trinkerei. Einige Male lag er im Delirium, zusätzlich litt er an Gicht und einem Magengeschwür.
Familiär war er in bezug auf Alkoholismus nicht vorbelastet. Auch verspürte er keinen Heißhunger auf Süßigkeiten. Es unterliefen ihm Denkfehler, seine Vorstellungen waren verschwommen, und er konnte sich nur schwer konzentrieren. Er vermutete, daß er den Alkohol brauchte, um ruhiger zu werden, um nicht durch übermäßige Aktivität – aus der er sich selbst nicht befreien konnte – »durchzudrehen«. Sein Blutzuckerbelastungstest ergab einen erhöhten Wert nach der ersten Stunde und einen steilen Abfall des Spiegels zwischen der ersten und zweiten Stunde.
Barney erhielt eine hypoglykämische Diät und hohe Dosen folgender Vitamine: Niazin (500 mg), Vitamin C (1 g), Pyridoxin (200 mg), Pantothensäure (200 mg), Vitamin E (400 I.E.), Vitamine des B-Komplexes (100 mg) sowie L-Glutamin (400 mg), jeweils dreimal pro Tag. Einmal täglich nahm er 100 mg Riboflavin (Vitamin B_2) und 500 mg Thiamin. Innerhalb eines Monats stellte sich eine merkliche Besserung seiner Gemütsverfassung ein, und durch seine neugewonnene Energie konnte er seine Überaktivität jederzeit auch ohne Alkohol bremsen.
Sein Zustand besserte sich zunehmend. Nach etwa fünf Monaten wurden die Vitamingaben auf Vitamine des B-Komplexes, Vitamin E (400 I.E.), L-Glutamin (400 mg) und Vitamin C (1 g) – jeweils zweimal täglich – reduziert. Er nahm weiterhin Antabus. Seine privaten und geschäftlichen Beziehungen verbesserten sich, und er überstand einige berufliche Krisensituationen. Es bestand kein Grund, die Behandlung fortzusetzen.

Bernhard: Der 27jährige Bernhard, geschieden, war als Jugendlicher hyperaktiv. Er war bereits seit eineinhalb Jahren arbeitslos, weil er einfach keine

Lust hatte zu arbeiten und sich zu nichts aufraffen konnte. Sein Studium hatte er abgebrochen, obwohl ihm nur noch wenige Scheine zu seinem Magisterexamen fehlten. Marihuana und LSD hatte er in geringen Mengen genommen.

Er war sich seiner Depressionen bewußt. Fünf Jahre zuvor war er zweimal an Hepatitis erkrankt, ansonsten war sein Gesundheitszustand normal. Er trank viel Kaffee und aß reichlich Toastbrot. Sein Nüchternblutzuckerwert lag bei 91 mg%. Nach drei Stunden wurde ein Abfall des Blutzuckerspiegels auf 58 mg% gemessen, was zur Diagnose relative Hypoglykämie führte.

Es wurden eine hypoglykämische Diät und folgende Vitamine in je zwei Tagesdosen verordnet: Niazin (1 g), Vitamin C (1 g), Pyridoxin (200 mg), Pantothensäure (100 mg), Vitamin E (400 I.E.), B-Komplex (50 mg) und eine Tablette mit mehreren Mineralstoffen. Die B-Vitamine wurden einzeln verordnet, da sie in größerer Konzentration benötigt wurden. Die kombinierte B-Komplex-Tablette lieferte zusätzlich die wichtige Folsäure sowie die Vitamine B_1, B_2 usw.

Im ersten Behandlungsmonat beschrieb sich Bernhard als wachsamer und aktiver. Er war nicht mehr depressiv, verlor an Gewicht (was ganz in seinem Sinn und eine zusätzliche Wirkung der eiweißreichen und kohlenhydratarmen Kost war), und außer leichten Schlafstörungen und gelegentlichen Zornausbrüchen fühlte er sich ausgesprochen wohl. Er begann sogar unmittelbar mit der Stellensuche.

David: David war eine Herausforderung. Er war Alkoholiker und sah für seine 58 Jahre alt aus. Zu seinen zahlreichen Beschwerden kamen ein Gefühl der Hoffnungslosigkeit und mangelndes Vertrauen in die Lösbarkeit seiner Probleme. Er war leicht reizbar, geriet zu Hause wegen Kleinigkeiten in Wut und litt aufgrund seiner Anspannung ständig unter Migräne. Er hatte große Mengen des Medikaments Darvon genommen. Seine Hauptsymptome waren Feindseligkeit, Zittern und Depression. Sein Leitsatz war: »Warum soll ich arbeiten? Warum sollte ich überhaupt irgend etwas tun?« Nach jedem Streit mit seiner Frau trug er sich mit dem Gedanken, sich scheiden zu lassen und alles aufzugeben. Er unterzog sich einer Psychotherapie, brachte sie aber nie zu Ende.

Die Untersuchungen ergaben eine relative Hypoglykämie, bei der innerhalb der ersten Stunde ein Blutzuckerabfall um fast 100 Punkte und nach drei Stunden ein Abfall um 22 Punkte unter seinen Nüchternblutzuckerwert festgestellt wurde.

Es wurde eine hypoglykämische Diät sowie zweimal täglich folgende Vitamine verordnet: B-Komplex (100 mg), Vitamin C (1 g), Vitamin E (400 I.E.), Folsäure (50 mg), Mangan (50 mg), Kalium (50 mg) sowie eine kleine Dosis des Schilddrüsenhormons (obwohl er normale Schilddrüsenwerte aufwies). Einen Monat nach der Behandlung äußerte David: »So gut wie jetzt habe ich mich noch nie gefühlt. Höchstens wenn ich Darvon genommen hatte.«

In den ersten beiden Wochen nach Beginn der Diät klagte er über Kopfschmerzen und ständige Müdigkeit. In der dritten Woche nahm er bereits kein Darvon und auch keine anderen Medikamente mehr. Im folgenden Monat erging es ihm etwa so wie in den ersten beiden Wochen; zuerst war es schwer durchzustehen, dann kamen zwei Wochen, in denen eine Besserung eintrat.

Nachdem er sich drei Monate an die Diät gehalten hatte, bemerkte er, daß er mehr Widerstandskraft gewonnen hatte, und bekam wieder Lust auf Sport, was er schon jahrelang nicht mehr gehabt hatte. In diesem Monat gab es nur zwei Zornausbrüche.

Nach drei Monaten war bei David eine deutliche Besserung seiner Reizbarkeit und Aggressivität eingetreten. Noch betrachtete er seine Veränderung mit Argwohn, als erwarte er, sein altes Selbst würde wieder die Oberhand gewinnen. Wie bereits an anderer Stelle erwähnt, ist dies ein ganz natürliches Verhalten. Normalerweise dauert es weitere sechs bis zwölf Monate, bis ein Patient aufgrund der Besserung seines Gesundheitszustands neues Selbstvertrauen und neue Selbstachtung gewinnt.

Blutzuckermangel: Fragen und Antworten

Wann kann die Diät abgesetzt werden?

Die Diät kann und sollte verändert bzw. erweitert werden, sobald eine gewisse Besserung eingetreten ist, was in der Regel nach einer viermonatigen Behandlung der Fall ist. Wer aber an Hypoglykämie leidet, wird niemals regelmäßig raffinierte Kohlenhydrate zu sich nehmen können, ohne daß die Symptome wieder auftreten. Der Blutzuckermangel kann nicht geheilt werden, aber man kann ihn in den Griff bekommen. Bei dieser Mangelkrankheit verhält es sich ähnlich wie bei einer Arsenvergiftung: die Symptome verschwinden, sobald das Arsen abgesetzt wird; nimmt man es aber wieder zu sich, treten sie wieder auf. Wer sich an die vorgegebenen Regeln hält, reduziert die Symptome. Wer jedoch erneut zu Zucker (raffinierten Kohlenhydraten) greift, muß mit der Wiederkehr der Symptome rechnen.

Warum keine künstlichen Süßstoffe?

Es besteht immer mehr Grund zu der Annahme, daß künstliche Süßstoffe gesundheitsschädigende Wirkung haben. Für Menschen mit niedrigem Blutzucker sprechen aber noch andere Gründe für ihren Verzicht. Schon nach sechs Wochen Verzicht auf zugesetzte Süßstoffe reagieren die Geschmacksknospen empfindlicher auf Süßes. Richtiger Zucker wird zu diesem Zeitpunkt als viel zu süß empfunden. Manche Patienten empfinden dann sogar Fruchtzucker (etwa einer Ananas) als zu süß.
Da die Diät ihre volle Wirkung nur bei langzeitigem Verzicht auf raffinierte Kohlenhydrate entwickelt, ist ihre Einhaltung um so leichter, je weniger die Geschmacksknospen auf Süßes eingestellt sind.

Ist natürlicher Süßstoff wie Traubenzucker erlaubt?

Weder künstliche Süßstoffe noch Traubenzucker (Fruktose) führen zu einer hypoglykämischen Reaktion des Körpers, aber sie alle wirken sich auf die Empfindung der Geschmacksknospen aus. Man gibt den Geschmacksknospen auf diese Weise nie die Möglichkeit, die in der Nahrung enthaltene Süße deutlicher zu schmecken. Auch wenn man mit Traubenzucker bzw. künstlichen Süßstoffen die hypoglykämischen Reaktionen verhindert, fällt es dennoch schwer, auf raffinierte Kohlenhydrate zu verzichten, da der Körper weiterhin danach verlangt. Darüber hinaus ist man sich nicht im klaren, was im Körper passiert, wenn man Traubenzucker in ähnlich hohen Mengen wie Zucker ißt.

Ist ein Naturprodukt wie Honig erlaubt?

Honig ist ein raffiniertes Kohlenhydrat und bedeutet für den Körper »Streß«, da der Blutzuckerspiegel außer Kontrolle gerät. Sogar der natürliche Fruchtzucker im Obst ist problematisch, wenn mehrere Obstmahlzeiten pro Tag verzehrt werden.

Wie unterscheiden sich Blutzuckermangel und Zuckerkrankheit?

Bei einem Blutzuckermangel (Hypoglykämie) ist der Blutzuckerspiegel niedrig, bei der Zuckerkrankheit (Diabetes mellitus) ist er hingegen hoch. Beide gehen aber auf eine Störung des endokrinen Systems zurück, das für den Kohlenhydrathaushalt verantwortlich ist. Wenn ein Blutzuckermangel nicht behandelt wird, kann daraus ein Diabetes mellitus entstehen. Die Symptome dieser beiden Störungen des Kohlenhydrathaushalts sind unterschiedlich. Bei einem Diabetes können die Symptome anfänglich sehr schwach sein und sich im Verlauf der Krankheit verstärken. Bei der Hypoglykämie mögen die Symptome zwar ausgeprägt sein, sie sind aber nur dann lebensgefährlich, wenn der Patient sich aus Verzweiflung ernsthaft mit Selbstmordgedanken trägt.

Was ist zu tun bei Diätfehlern?

Hält man sich mehrere Wochen lang nicht an die Diät, muß man möglicherweise wieder bei Null anfangen. Sündigt man dagegen höchstens einmal in der Woche, setzt man seine Genesungschancen nicht gleich aufs Spiel. Man kann den Patienten zu Beginn der Diät empfehlen, sich sechs Tage lang streng an die Regeln zu halten und gegebenenfalls am siebten Tag den Gelüsten nach Kohlenhydraten nachzugeben. In den ersten beiden Wochen der Diät treten normalerweise keine weiteren Beschwerden auf, wenn man sich einmal nicht an die Vorschriften hält. Ab der dritten Woche wird aber ein deutlicher Zusammenhang zwischen Ursache und Wirkung beobachtet. Läßt man sich in dieser Zeit einmal pro Woche zum Genuß von Kohlenhydraten hinreißen, sind die Folgen Ermüdung, Depression und andere bekannte Symptome. Sie treten meist am ersten, manchmal auch erst am zweiten oder dritten Tag nach dem »Vergehen« auf und halten höchstens 24 Stunden an.
Der Grund zur Empfehlung dieser »Folter« liegt auf der Hand: Die Aussicht, die Diät von Zeit zu Zeit unterbrechen zu können, gibt den meisten Patienten mehr Kraft zum längerfristigen Durchhalten. Man geht nicht mit dem Gedanken an die Diät, z.B. nie wieder Eis essen zu können, sondern

man kann sich sagen: »Einmal in der Woche darf ich essen, was ich will, solange ich mich an den anderen Tagen streng an die Diät halte.«

Das einmalige Sündigen pro Woche schadet nicht und hat außerdem noch einen weiteren Sinn: Wenn man zwei- oder dreimal die negative Wirkung falscher Ernährung erlebt hat, ist es einfacher, sich streng an die Diät zu halten und nicht alles zu essen, worauf man gerade Lust hat. Wer einmal den Zusammenhang zwischen kohlenhydratreicher Nahrung und seiner Krankheit erkannt hat, empfindet die Diät nicht mehr als Entbehrung geliebter Speisen.

Ich habe Blutzuckermangel. Sind meine Kinder gefährdet?

Oft sind mehrere Familienmitglieder von einem Diabetes oder einer Hypoglykämie betroffen. Man kann daraus jedoch nicht schließen, daß Kinder hypoglykämischer Eltern mit Sicherheit auch an dieser Krankheit leiden werden, nur sollte man eine solche Möglichkeit im Auge behalten. Vorbeugung ist dabei das beste Mittel. Die Eltern sollten dafür Sorge tragen, daß ihre Kinder schon früh die richtigen Eßgewohnheiten entwickeln. Je früher dies geschieht, desto leichter ist es.

Wann soll der Blutzuckerbelastungstest wiederholt werden?

Vielleicht gar nicht, vorausgesetzt, man hat sich streng an die Diät gehalten. Fortschritt mißt sich an den Veränderungen der Symptome und nicht an den Ergebnissen einer qualvollen Untersuchung. Hat man die Diät jedoch für mehrere Jahre unterbrochen, sind erneut Krankheitssymptome aufgetreten und möchte man noch einmal von vorn beginnen, kann die Wiederholung des Blutzuckerbelastungstests angemessen sein. Zu diesem Zeitpunkt wird man aus den Ergebnissen der Untersuchung herauszufinden versuchen, ob ein Hinweis auf einen Diabetes vorliegt. Dem Blutzuckerbelastungstest gehen aber stets andere Laboruntersuchungen voraus, die für den Patienten weniger belastend sind, mit denen sich aber ebenfalls ein Diabetes feststellen oder ausschließen läßt.

Wie aussagekräftig ist ein Blutzuckerbelastungstest tatsächlich?

Es gibt viele unterschiedliche Meinungen bezüglich der Genauigkeit und Aussagekraft des Blutzuckerbelastungstests. Trotz aller Gegenargumente kann er für die Diagnose und Behandlung einer Hypoglykämie manchmal erforderlich sein. Manche Menschen brauchen Laborergebnisse, weil sie damit einen Beweis in der Hand haben. Im allgemeinen halten sich die meisten Patienten leichter an die anspruchsvollen Diätregeln, wenn es einen objektiven Beweis der Notwendigkeit gibt, etwa in Form eines Laborberichts, der die Diagnose bestätigt.

Auch für die Festlegung des Vorgehens im Einzelfall kann der Blutzuckerbelastungstest hilfreich sein, etwa wenn man feststellen will, wie oft ein Patient Nahrung zu sich nehmen muß. Für die meisten hypoglykämischen Patienten sind Zweistundenabstände zwischen den Mahlzeiten bzw. Zwischenmahlzeiten angebracht, da ihr Blutzuckerspiegel drei bis fünf Stunden nach einer Mahlzeit abfällt. Dies muß durch eine Zwischenmahlzeit verhindert werden. Erfolgt dieser Abfall bereits zwei oder weniger Stunden nach einer Mahlzeit, reichen die Zweistundenintervalle nicht aus, und der Behandlungserfolg wird in Frage gestellt.

Der Blutzuckerbelastungstest eignet sich auch für Prognosen. Bei einer flachen oder gezähnten Kurve ist der Zeitraum, in dem sich eine Reaktion zeigt, möglicherweise doppelt so lang wie im Normalfall. Den Kurvenverlauf kann man aber nur durch eine Untersuchung ermitteln. Ohne die Kenntnis der von der Norm abweichenden Kurve wird eine Behandlung im Einzelfall vielleicht zu früh abgesetzt.

Muß man mit dem Rauchen aufhören?

Es ist erwiesen, daß Rauchen allgemein schädlich für die Gesundheit ist. Trotzdem empfiehlt es sich nicht, das Rauchen einzustellen, wenn gleichzeitig mit der Diät begonnen wird. Die meisten Patienten wären damit überfordert; vielleicht würde es sie auch entmutigen, überhaupt etwas für ihre Gesundheit zu tun.

Wenn die Diät zu etwas Selbstverständlichem geworden ist und sich die Gemütsverfassung deutlich verändert hat, ist der richtige Zeitpunkt gekommen, um sich das Rauchen abzugewöhnen. Meistens fällt dieser Zeitpunkt auf das Ende des zweiten Monats nach Beginn der Diät. Häufig bekommt den Patienten dann das Rauchen nicht mehr. Diese Erfahrung dürfte wohl ein beträchtlicher Ansporn zum Weitermachen sein.

Soll man Sport treiben?

Sport an sich ist zu empfehlen, aber nur, wenn man sich fit genug fühlt. Bei den meisten Patienten ist diese Voraussetzung zu Beginn der hypoglykämischen Diät jedoch nicht gegeben. Ihnen fehlt es an Energie. Nur wenn neben dem Verstand auch der Körper nach Sport verlangt, sollte man diesem Antrieb nachgeben. Dies betrifft natürlich Patienten mit Blutzuckermangel, die nicht grundsätzlich träge sind oder sogar eine krankhafte Abneigung gegen alle Arten sportlicher Betätigung haben. Auch solche Patienten spüren gegen Ende des zweiten Monats ein körperliches Verlangen nach Bewegung und Dehnung. Der Patient sollte seinem Bewegungsdrang nur behutsam nachgeben. Er sollte nur so viel tun, daß es ihm nach der Übung bessergeht als zuvor. Wenn er sich überfordert und mehrere Stunden oder gar Tage braucht, um sich von den Strapazen zu erholen, ist sein Sportprogramm eher schädlich als nützlich.

Kann man trotz einer Abneigung gegen Fleisch die hypoglykämische Diät befolgen?

Wer diese Frage stellt, meint meist Schweine-, Rind- oder Kalbfleisch. In den Diätplan sind aber ebenso tierisches Eiweiß, Fisch und Geflügel mit einbezogen. Man muß zwar nicht unbedingt Fleisch essen, aber tierisches Eiweiß ist für die Diät wünschenswert. Wer als Vegetarier auch Milchprodukte und Eier meidet, sollte darauf achten, daß er alle notwendigen Aminosäuren (Eiweißbausteine) im richtigen Verhältnis zu sich nimmt. Der Vorteil von tierischem Eiweiß liegt gerade darin, daß es alle benötigten Aminosäuren in der richtigen Zusammensetzung enthält. Wer kein tierisches Eiweiß ißt, muß andere Eiweißlieferanten kennen, damit keine Unter- bzw. Überversorgung auftritt.

Gewichtszunahme bei Diät: Was kann man dagegen tun?

In seltenen Fällen kann es während dieser besonderen Diät zu einer Gewichtszunahme kommen; dies ist meist auf den Genuß von Käse bzw. Nüssen zu den Zwischenmahlzeiten zurückzuführen. Beide Nahrungsmittel sind aufgrund ihres hohen Fettanteils sehr kalorienreich. Um zusätzliche Kalorien zu vermeiden, kann man Käse und Nüsse durch Eiweiß-Flüssignahrung ersetzen. Sie sollte aber nur als Zwischen-, keinesfalls anstelle einer Hauptmahlzeit eingenommen werden. Eiweiß-Flüssignahrung ist im Reformhaus erhältlich. Vor einigen Jahren sank sie in der Gunst der Verbraucher, da bei einigen Personen, die sich mehrere Wochen lang im Rahmen einer Abmagerungsdiät ausschließlich von diesem Lebensmittel ernährt hatten, Gesundheitsschäden auftraten. Dennoch ist Eiweiß-Flüssignahrung für hypoglykämische Patienten eine wertvolle Zwischenmahlzeit.

Was ist zu tun bei zu starkem Gewichtsverlust?

Gewichtsabnahme ist eine häufigere Begleiterscheinung der Diät. Meistens geht sie darauf zurück, daß – anders als bei sogenannten »Junk-food« – keine überflüssigen Kalorien in Form von raffinierten Kohlenhydraten und Fett in der Nahrung enthalten sind. Bei ausgewogener Diät pendelt sich das Körpergewicht jedoch meist auf einen Idealwert ein.

Die Gewichtsabnahme kommt zum Stillstand, und das Gewicht bleibt stabil. Möchte man an Gewicht zunehmen, kann man mehr Kalorien in Form größerer Portionen zu sich nehmen oder kalorienreiche Nüsse bzw. Käse als Zwischenmahlzeit wählen. Auch durch sportliche Betätigung läßt sich das Gewicht erhöhen; man sollte aber damit warten, bis man sich mit der Diät gut fühlt. Bodybuilding mit Gewichten eignet sich beispielsweise zur Erhöhung des Muskelgewichts.

Wie hält man sich an die Diät trotz häufigen Essens außer Haus?

Wenn man etwas vorausplant, mit der Diät vertraut ist und geeignete Restaurants kennt, sollte dies eigentlich kein Problem darstellen. Natürlich wird es schwerfallen, aus dem geringen Angebot der Schnellimbiß-Restaurants etwas Geeignetes auszusuchen, doch es gibt auch andere Lokale.

Nicht immer kann man sich das Restaurant selbst aussuchen, etwa wenn man eingeladen ist oder bei Einladungen mit vorbestelltem Menü. Auch diese Schwierigkeiten lassen sich mit etwas Vorausplanung überwinden. Kennt man seine Gastgeber gut genug, kann man sie über die Diät informieren. Ist dies aus irgendwelchen Gründen nicht möglich, ist es am sichersten, wenn man vor der Einladung etwas ißt. Dort kann man sich dann aus dem vorhandenen Essen das aussuchen, was die Diät erlaubt, und das übrige Essen vermeiden.

Wer eine Diät einhalten muß, braucht deswegen nicht vor gesellschaftlichen oder beruflichen Kontakten zurückzuscheuen. Ein Verstoß pro Woche gegen die Diät hat nicht gleich einen Rückschlag zur Folge.

Fortsetzung der Diät trotz Operation?

Der operierende Arzt sollte über die Diät informiert werden. Man kann darum bitten, bei eventuell notwendigen intravenösen Infusionen reine Kochsalzlösung anstelle von Glukose und Wasser zu verwenden. Ist während des Krankenhausaufenthalts eine hypoglykämische Diät nicht möglich, sollte man nach der Diät für Diabetiker fragen, denn die meisten Krankenhäuser sind eher auf Diabetiker als auf Patienten mit Blutzuckermangel eingestellt. Die Erfahrung hat jedoch gezeigt, daß in manchen Krankenhausküchen die seltsamsten Vorstellungen über eine hypoglykämische Diät bestehen.

Wenn man aber unbedingt medizinische Hilfe benötigt und aus diesem Grund die Diät für begrenzte Zeit nicht einhalten kann, sollte man sich gleich damit abfinden und die Diät dann fortsetzen, wenn die anderen gesundheitlichen Probleme behoben sind.

Teil 3

Andere medizinische Ursachen der Depressionen

Viren und Depressionen

Viruserkrankungen gibt es schon seit langer Zeit, doch erst in den 80er Jahren sind Viren und die von ihnen verursachten Krankheiten stark ins öffentliche Bewußtsein gerückt; weltweit stehen sie im Mittelpunkt der medizinischen Forschung. Die erworbene Immunschwächekrankheit Aids wird durch Viren hervorgerufen, die das Immunsystem angreifen. In den Medien nimmt diese Krankheit schon seit Jahren einen vorrangigen Platz ein. Auch andere Viren wurden entdeckt; wenngleich deren Krankheitsfolgen nicht tödlich sind, kommen sie unsere Gesellschaft teuer zu stehen und verursachen zudem viel menschliches Leid.

Dem Epstein-Barr-Virus kommt bei der Depression eine besondere Bedeutung zu. Die infektiöse Mononukleose oder das Pfeiffer-Drüsenfieber äußert sich in einer Vielzahl von Symptomen und wird durch Tröpfchen- bzw. Kontaktinfektion übertragen. Sie war vor vielen Jahren unter Jugendlichen, z. B. bei Studenten, verbreitet, die auf einem Universitäts-Campus zusammenlebten. Die Krankheit äußerte sich in Erkältung, leichtem Fieber, Gliederschmerzen, Kopfschmerzen und ausgesprochener Ermüdung. Auffallend war die lange Krankheitsdauer. Sogar nach dem Eintreten einer gewissen Besserung konnten die Beschwerden erneut auftreten oder sich sogar zwei bis drei Jahre hinziehen.

Einige Zeit später entdeckten die britischen Naturwissenschaftler Epstein und Barr, daß das Pfeiffer-Drüsenfieber durch ein Virus hervorgerufen wird. Heute weiß man, daß die Symptome der infektiösen Mononukleose auch Vorboten einer längeren schwächenden Krankheit sein können, des Epstein-Barr-Virus-Syndroms.

Mitte der 80er Jahre wurden Testverfahren entwickelt, die eine labortechnische Diagnose der Krankheit ermöglichten. Beim ersten Kontakt mit dem Virus bilden sich Antikörper, die im Labor nachgewiesen werden können. Anders sehen die Antikörper aus, wenn die Krankheit ein zweites Mal ausbricht. So kann genau zwischen erstmaliger und wiederkehrender Infektion unterschieden werden. Blutbildanalysen zufolge waren 50% aller Erwachsenen zu irgendeinem Zeitpunkt ihres Lebens mit dem Epstein-Barr-Virus infiziert. Da die meisten Menschen aber keine chronische Epstein-Barr-Krankheit entwickeln, zeigt der Körper vermutlich eine gute Immunabwehr gegen dieses Virus.

Die Nachweismöglichkeit dieses Virus hat manche Ärzte dazu veranlaßt, die Diagnosen einiger ihrer Patienten zu überdenken. Da die Krankheit einen chronischen Verlauf nehmen kann und von Symptomen begleitet ist, die auch bei depressiven Patienten beobachtet werden (allgemeines Unwohlsein, Schmerzen, manchmal Drüsenschwellung), vermuten noch heute viele Ärzte bei ihren Patienten seelische Probleme, die sich in psychosomatischen Symptomen äußern.

Vor der Entdeckung des chronischen Epstein-Barr-Virus-Syndroms mußten viele Patienten immer wieder hören, daß alle Laboruntersuchungen normale Werte ergäben und sie nur durch eine psychiatrische Behandlung geheilt werden könnten. Sie folgten diesem Rat, aber die Behandlung zeigte keine Wirkung. Bei allen Depressionen muß man aber zunächst die Ursachen abklären, damit durch geeignete und wirksame Behandlungsmethoden Erfolge erzielt werden können.

June, eine geschiedene Frau Mitte 50, war so ein Fall. Sie war jahrelang trotz Antidepressiva und Psychotherapie depressiv. Sie fand die Psychotherapie interessant, weil sie ihr wertvolle Einblicke in ihr Innerstes ermöglichte, die sie später, als sie gesund war, umsetzen konnte. Während der Therapie war sie aber meistens entmutigt, weil sie ihr nicht half. Als sie wieder einmal den Therapeuten gewechselt hatte, fragte dieser sie im ersten Gespräch nach ihrem Gesundheitszustand. Erstaunt erzählte June, daß sie sich depressiv, aber auch ausgesprochen müde und abgespannt fühle. Es gab Zeiten, in denen sie mehrere Tage lang nur aufstand, um die allernotwendigsten Bedürfnisse zu befriedigen. Es gab Tage, an denen sie die häuslichen Pflichten ebensoviel Kraft kosteten, wie einen hohen Berg zu besteigen. Die Depressionen und die immer wiederkehrende Mattigkeit führten schließlich zum Scheitern ihrer Ehe, da ihr Mann sich nicht mit ihrer »Faulheit« abfinden konnte. Da mehrere Psychiater ihre Probleme als psychosomatisch interpretierten, fühlte er seine Ansicht bestätigt. Dem neuen Therapeuten erzählte June auch von ihren Muskel- und Gliederschmerzen und ihren grippeähnlichen Symptomen. Keines dieser Symptome sprach auf die Behandlung mit Antibiotika an, und sie fühlte sich trotz aller Vorkehrungen immer wieder zeitweise schwach, körperlich krank und depressiv. Der neue Therapeut erwog die Möglichkeit einer Virusinfektion und überwies sie an einen Facharzt, dessen Diagnose aufgrund der Vorgeschichte und der Laborergebnisse ein chronisches Epstein-Barr-Virus-Syndrom ergab.

Es gibt keine allgemein anerkannte und zuverlässige Behandlungsmethode für diese Krankheit. Aber allein schon die Diagnose war die beste Psychotherapie für June. Sie war also nicht verrückt, und sie hatte all die Jahre recht gehabt mit ihrer Annahme, etwas »stimme nicht mir ihr«. Sie hatte keine psychosomatischen Störungen. In den letzten Jahren ging es ihr zusehends besser, und diese Besserung verdankt sie zum Großteil der Tatsache, daß sie eine handfeste Ursache für ihr jahrelanges Unwohlsein, ihre Jahre dauernde Odyssee von Arzt zu Arzt vorweisen konnte.

Die Epstein-Barr-Krankheit scheint bei Frauen häufiger als bei Männern aufzutreten, aber im Grunde kann jeder sie bekommen. Interessant dürfte wohl die Frage sein, weshalb der chronische Verlauf relativ selten ist angesichts der Tatsache, daß dieses Virus so viele Menschen befällt. Die Antwort gibt das Immunsystem, über dessen Funktionsweise man durch die Suche nach einem Mittel gegen das Aidsvirus täglich neue Erkenntnisse gewinnt. Es ist allgemein bekannt, daß die Symptome des Epstein-Barr-Virus sich verstärken, wenn das Immunsystem bereits durch andere Krankheiten geschwächt ist.

Da keine der Behandlungsmöglichkeiten sicher zur Heilung führt, scheinen Maßnahmen zur Stärkung des Immunsystems gegenwärtig die beste Therapie darzustellen. Dazu gehören im allgemeinen eine ausgewogene Ernährung sowie ausreichend Schlaf und körperliche Betätigung wie z.B. schnelles Gehen. Eine zusätzliche Nahrungsergänzung könnte ebenfalls nützlich sein. Vitamininjektionen werden von einigen Ärzten als hilfreich angesehen, doch die meisten Behandlungsmethoden müssen in bezug auf ihre Wirksamkeit noch genauer untersucht werden.

Will man das Immunsystem stärken, muß jede Behandlung stets mit der richtigen Einstellung des Patienten einhergehen. Untersuchungen der vergangenen Jahre haben gezeigt, daß die innere Einstellung sich auf das Immunsystem auswirkt. Bevor man diese Zusammenhänge in wissenschaftliche Begriffe kleidete, hatte man von dem Lebenswillen gesprochen, der Menschen in kritischen Krankheitssituationen helfen kann. Auch Junes Besserung trat zu dem Zeitpunkt ein, als sich ihre Einstellung aufgrund der Diagnose änderte.

Das chronische Epstein-Barr-Virus-Syndrom zeigt einmal mehr, wie wichtig eine genaue Erforschung der Ursachen einer Depression für die Wahl der richtigen Behandlung ist.

Chronisches Müdigkeitssyndrom

In den vergangenen Jahren setzte in der Ärzteschaft eine Diskussion darüber ein, ob es ein chronisches Müdigkeitssyndrom überhaupt gibt. Nach Meinung einiger Wissenschaftler ist dies nicht der Fall.

Die Symptome äußern sich in monatelanger extremer Ermüdung, meist in Verbindung mit immer wiederkehrenden Halsentzündungen, leicht erhöhter Temperatur, Muskelschmerzen, Kopfschmerzen, Magen-Darm-Beschwerden und empfindlichen Lymphknoten. Dies weist deutlich auf einen Krankheitsverlauf hin, der mit dem Immunsystem in Zusammenhang gebracht werden muß und der nicht, wie einige Kritiker meinen, rein psychologischer Natur ist.

Früher wurde auch eine Verbindung der Symptome mit dem Epstein-Barr-Virus vermutet. Die Forschung der vergangenen Jahre hat aber gezeigt, daß die Ursache komplizierter und schwerer zu erforschen ist als das Epstein-Barr-Virus bzw. andere Viren.

Während das chronische Müdigkeitssyndrom noch vor wenigen Jahren als Hypochondrie abgetan wurde, beschäftigen sich heute niedergelassene Ärzte ebenso wie die Medizinforschung in zunehmendem Maß damit.

Noch gibt es keine spezifischen Behandlungsmethoden. Generell wird empfohlen, seine Gesundheit in körperlicher und seelischer Hinsicht ernst zu nehmen und sich bewußt zu ernähren. Derzeit wird zwar auf dem Gebiet der medikamentösen Behandlung geforscht, zu konkreten Ergebnissen ist man aber noch nicht gekommen.

Das chronische Müdigkeitssyndrom ist inzwischen als Krankheit anerkannt, und die Betroffenen werden nicht mehr als verrückt angesehen.

Weitere Auskünfte sind auf Anforderung erhältlich unter der folgenden Adresse:

Selbsthilfegruppe Chronisches Müdigkeitssyndrom – Immundysfunktion
c/o B. Stenitz
An der Swidbert 52
40489 Düsseldorf
Tel. 0211/404376

Hefepilzinfektionen

Dr. Truss, ein Arzt aus Birmingham, Alabama, entdeckte eine weitere körperliche Ursache für Depressionen. Vor über 20 Jahren behandelte er eine Patientin, die an starker Migräne und extremen Spannungen unmittelbar vor ihrer Monatsblutung litt. Nebenbei erwähnte sie, daß sie an einer chronischen Scheidenentzündung leide, die von Hefepilzen hervorgerufen werde. Die Pilzinfektion wurde medikamentös behandelt, und als die Infektion abklang, ließen auch die Migräne sowie die prämenstruellen Beschwerden nach. Diese klinische Beobachtung brachte Dr. Truss auf die Vermutung, daß zwischen der chronischen Pilzinfektion (Candidiasis) und den körperlichen bzw. seelischen Symptomen seiner Patientin ein Zusammenhang bestehen könnte.

Was ist Candidiasis eigentlich genau? Zunächst sahen viele Ärzte darin fälschlicherweise eine allgemeine Infektion mit Hefepilzen. Auf Fragen ihrer Patienten erklärten sie, daß sie unmöglich an einer Candidiasis leiden könnten, da sie in diesem Fall schon längst in Lebensgefahr wären. Tatsächlich kommt es bei Patienten im fortgeschrittenen Krankheitsstadium (etwa bei einem Karzinom) zu allgemeinen Hefepilzinfektionen, die sich im ganzen Körper ausbreiten. Das gleiche gilt für Menschen, deren Immunsystem durch Drogen oder durch Infektionen stark geschwächt ist. Mit einer Candidiasis ist jedoch etwas anderes als eine allgemeine Hefepilzinfektion gemeint, die den gesamten Körper durchzieht.

Man spricht vielmehr von einer Überempfindlichkeit gegenüber Hefepilzen, die sich auf den Schleimhäuten ansiedeln, etwa in der Scheide, im Magen-Darm-Trakt vom Mund bis zum After oder in den Atemwegen von der Nase bis zur Lunge. Auch auf der Haut, ja sogar auf Finger- und Zehennägeln können sich Hefepilze ansiedeln. Jeder ist Hefepilzen ausgesetzt, aber nicht bei jedem Menschen führt dies zu Infektionen. Neugeborene können sich bei der Geburt infizieren. Bei Klein- und Schulkindern treten als typische Pilzinfektionen Windelausschlag beziehungsweise Infektionen des Ohrs auf.

Frauen sind besonders anfällig für Pilzinfektionen, da die weibliche Scheide ein idealer Nährboden für Hefepilze ist. Auch Menschen, die zuckerreiche Nahrung zu sich nehmen oder mit Breitbandantibiotika behandelt werden, neigen zu häufigen Infektionen. Ein hohes Infektionsrisiko besteht bei Frauen kurz vor der Monatsblutung, während der Schwangerschaft und bei Einnahme der Anti-Baby-Pille, da der Gelbkörperhormonspiegel in diesen Fällen erhöht ist. Auch andere Gewebe, etwa der Atemwege oder des Verdauungssystems, werden von Hefepilzen befallen.

Männer sind von Pilzbefall nicht ausgenommen; bei ihnen tritt er hingegen häufiger in den Atemwegen oder im Magen-Darm-Trakt auf. Die Infektion wird oft schwerer erkannt als bei Frauen, bei denen sich der Befall z.B. als sichtbarer Ausfluß aus der Vagina zeigt.

Demnach können Männer wie Frauen aller Altersgruppen betroffen sein. Alle Hefepilzinfektionen haben einige gemeinsame Merkmale. Am stärksten angegriffen werden bei Frauen das Gehirn und das endokrine System. Sämtliche Gehirnfunktionen können von der Infektion betroffen sein. Dies zeigt sich z.B. in Form von Depressionen, verminderter Denkleistung, Schwierigkeiten bei der Bewältigung von Lebenssituationen, Konzentrationsstörungen, Reizbarkeit und oft Lethargie. Die Symptome unterscheiden sich von Patient zu Patient und können sich im Lauf der Zeit verändern.

Andere Schwierigkeiten treten auf, wenn der Magen-Darm-Trakt von Hefepilzen befallen ist. Pilze können sich im gesamten Magen-Darm-Trakt, also vom Mund bis zum After ausbreiten. Der sogenannte Mundsoor zeigt sich als weißer, fleckiger Belag auf der Mundschleimhaut. In der Speiseröhre können Hefepilze Schluckbeschwerden hervorrufen. Im Magen und Dünndarm kann sich ein Pilzbefall normalerweise durch ein Völlegefühl oder starke Blähungen nach den Mahlzeiten äußern. Ist der Dickdarm betroffen, treten typische Verdauungsbeschwerden auf, die sich abwechselnd als Durchfall bzw. Verstopfung zeigen. Auch ein Juckreiz am Enddarm kann oft eine lästige und unangenehme Folge von Pilzbefall sein.

Hat sich der Pilz in den Atemwegen festgesetzt, kann es zu wiederholten Erkrankungen der Neben- und Stirnhöhlen, zu chronischem Husten bzw. Asthma kommen.

Wichtigste Folge eines Befalls mit Hefepilzen ist die empfindliche Reaktion des Körpers auch auf andere Einflüsse, z.B. die Nahrung, Umwelteinwirkungen wie Kräuter und Gräser, Tierhaare oder andere Partikel, die mit der Atemluft in den Körper gelangen. Solche Reaktionen können körperliche Beschwerden verursachen, die sich in verschiedensten Symptomen äußern. Dazu gehören zum Beispiel Glieder- und Gelenkschmerzen, Gewichtszunahme trotz kalorienarmer Kost, Kopfschmerzen, Hautprobleme, Störungen des Verdauungstrakts und der Atemwege, Depressionen, Ängste, Ermüdungserscheinungen mit dem damit verbundenen Verlust von Selbstachtung und Selbstvertrauen.

Die Diagnose Candidiasis erfordert ein sorgfältiges Studium der Vorgeschichte. Oft findet man in den Laboruntersuchungen die Bestätigung seiner Vermutungen. Die Vorgeschichte wird beim ersten Gespräch mit dem Arzt aufgerollt, durch Fragen und Zuhören, zwei der wichtigsten Instrumente eines Arztes. Der Arzt erfährt dadurch, welche Probleme der Patient hat, worüber er klagt, welches die Symptome sind, weshalb der Arzt aufgesucht wurde und was der Patient sich von dem Arztbesuch erhofft. Auf dieser Grundlage entwickelt der Arzt seine Vermutungen über die Ursachen des gesundheitlichen Problems. Am Ende des ersten Zusammentreffens sollte der Arzt die Symptome kennen, die den Patienten am meisten beeinträchtigen. Er sollte wissen, wie sie sich auswirken, wann sie zum erstenmal aufgetreten sind und was der Patient selbst darüber weiß. Manche Patienten können diese Auskünfte ohne Rückfragen des Arztes klar und genau formulieren. Andere benötigen dazu die Fragen des Arztes. Auch zurückliegende Erfahrungen mit der Krankheit oder Verletzung, die entsprechenden Behandlungsmethoden der vorliegenden Krankheit(en) interessieren den Arzt, ebenso die Lebensumstände, d.h., wie und mit wem der Patient lebt, aber auch Krankheiten, die sich in der Familie ausbreiten könnten. Wenn all diese Fragen beantwortet sind, hat der Arzt eine gewisse Vorstellung von den eventuell notwendigen Laboruntersuchungen oder über die Art der Behandlung.

In den frühen 80er Jahren gab es für eine Candidiasis keinerlei verläßliche Labortestverfahren oder Vorgehensweisen zur Behandlung. Mitte der 80er Jahre wurde in Kalifornien ein Testverfahren entwickelt, mit dem festgestellt werden kann, ob im Körper bereits eine Immunreaktion auf Hefepilze stattgefunden hat. Ob die Hefepilze für die Symptome verantwortlich sind, bleibt damit aber unbeantwortet. Vielmehr kann auf diese Weise unterschieden werden zwischen Personen, bei denen eine Pilzinfektion in Frage kommt, und solchen, bei denen noch keine Immunantwort auf Hefepilze stattgefunden hat, deren Beschwerden daher wahrscheinlich auch nicht von Hefepilzen ausgelöst werden.

Die Abgrenzung dieser beiden Patientengruppen ist von Bedeutung, weil eine Behandlung im allgemeinen nur dann erfolgreich ist, wenn sie über zwei bis drei Jahre kontinuierlich fortgesetzt wird. Ziel der Behandlung ist es, die Anzahl der Pilzkolonien so gering wie möglich zu halten. Man vermutet nämlich, daß das Immunsystem bei unkontrolliertem Wachstum von Hefepilzen irgendwann kapituliert. Verringert man den Anteil der Hefen, kommt die Immunabwehr wieder in Gang und kann nachfolgende Infektionen sofort und effektiver bekämpfen. Diese Theorie ist jedoch nicht bewiesen. Man weiß aber, daß die Behandlung nach einer anfänglichen Reaktion einige Jahre lang fortgesetzt werden muß, um die Besserung aufrechtzuerhalten. Viele Patienten werden jedoch nach einigen Monaten erfolgreicher Behandlung wieder nachlässig, da ihnen der tägliche Ansporn in Form ihres Leidens fehlt. Schon nach kürzester Zeit treten dann die gleichen Symptome wie vor der Behandlung auf.

Die Behandlungsmethoden sind von Arzt zu Arzt verschieden. Eine Candidiasis darf auf keinen Fall selbst behandelt werden. Man sollte das einem qualifizierten Arzt überlassen, der Erfahrung mit der Diagnose und Behandlung dieser Krankheit hat. Da die Symptome einer Candidiasis ähnlich sind wie bei vielen anderen Krankheiten, sollte einer Behandlung in jedem Fall eine genaue Diagnose vorausgehen. Eine Candidiasis betrifft mehr Patienten, als noch vor wenigen Jahren angenommen wurde, sie ist aber nicht für alle gesundheitlichen Beschwerden verantwortlich zu machen.

Alle Behandlungsmethoden zielen darauf ab, den Pilzen den Nährboden zu entziehen, also eine Umgebung zu schaffen, in der ihr Wachstum verhindert wird. Dies kann durch Medikamente, durch eine Diät oder durch die Nahrung ergänzende Stoffe erfolgen.

Auch die Diätempfehlungen sind unterschiedlich. Über die Vermeidung von raffinierten Kohlenhydraten, wie Zucker, Weißmehl, schnellkochender Reis, und konzentrierten Kohlenhydraten, wie Honig, sind sich alle einig. Zucker ist ein idealer Nährboden für Hefepilze. Deshalb enthält auch jedes Brotrezept neben Hefe eine kleine Menge konzentrierter Kohlenhydrate in Form von Zucker oder Honig. Ohne diese natürliche Nahrung können sich Hefepilze nicht vermehren. An dieser Stelle sei noch einmal darauf hingewiesen, daß frisches Obst einen beträchtlichen Zuckeranteil aufweist. Es empfiehlt sich daher, nur zwei Obstmahlzeiten pro Tag zu sich zu nehmen und sich dabei auf kohlenhydratarme Obstsorten zu beschränken, die auch bei der hypoglykämischen Diät zulässig sind.

Weitere Diätmaßnahmen sind die Vermeidung von Hefe, Schimmel und anderen Nährstoffen für Pilze. Menschen mit einer Hefeunverträglichkeit reagieren normalerweise auf die in der Nahrung enthaltene Hefe. Obwohl

Hefe- und Schimmelpilze in zahlreichen Nahrungsmitteln versteckt sind, sind die folgenden Einschränkungen ausreichend: Backwaren, alkoholische Getränke, Essig und Schimmelkäse sollten gemieden werden. Auch Speisepilze sind verboten, da sie ein idealer Nährboden für Hefepilze sind. Auch jeder Trüffelliebhaber sollte sich dieser Gefahr bewußt sein.

Bei den Medikamenten beziehungsweise der Nahrungsergänzung gibt es verschiedene Möglichkeiten. Als pilztötendes Medikament (Antimykotikum) wird schon seit langem Nystatin eingesetzt. Nystatin ist einer der wenigen Stoffe, von denen keine Nebenwirkungen bekannt sind. Es gibt zwar wirksamere Antimykotika; da sie jedoch mit dem Risiko schädlicher Nebenwirkungen verbunden sind, sind sie zur erforderlichen Langzeitbehandlung ungeeignet. Auch auf die pilztötende Wirkung caprylsäurehaltiger Präparate wurde in der Fachliteratur hingewiesen. Sie wurden wiedereingeführt und vereinzelt gegen Candidiasis eingesetzt. Caprylsäure greift die Zellen der Hefepilze direkt an und zerstört sie. Der Einsatz ist nur sinnvoll, wenn das Medikament mit der Hefe in Berührung kommen kann, also im Magen-Darm-Trakt, in der Vagina oder auf der Haut.

In der Regel werden Bakterien verschrieben, die von Natur aus im Magen-Darm-Trakt vorhanden sind und ein Pilzwachstum verhindern. In den vergangenen Jahren wurden vermehrt acidophile und andere Magen-Darm-Bakterien zur Nahrungsergänzung bereitgestellt. Dabei soll das natürliche Gleichgewicht der genannten Organismen im Magen-Darm-Bereich wiederhergestellt werden. Diese Organismen werden jedoch durch Breitbandantibiotika (zum Beispiel Tetracyclin) zerstört. Man vermutet, daß bereits Spuren von Antibiotika in unseren Fleischprodukten genügen, um die Zahl dieser Organismen deutlich zu verringern.

Eine weitere pilztötende Nahrungsergänzung ist Knoblauch in Form geruchloser Kapseln.

Viele Vitamine des B-Komplexes werden aus Hefe gewonnen. Wenn diese zur Behandlung einer Candidiasis eingenommen werden, muß man darauf achten, daß sie frei von Hefe sind.

Zu Beginn einer Behandlung werden Nystatin oder natürliche pilztötende Organismen in geringer Konzentration verordnet. Dabei verstärken sich die Symptome zunächst, da die Hefen Stoffe abgeben, auf die der Patient besonders empfindlich reagiert. Eine allmähliche Dosissteigerung innerhalb weniger Tage ist daher der konzentrierten Abtötung in kurzer Zeit vorzuziehen.

Die Wirkung stellt sich nicht immer sofort ein. Eine deutlich positive Reaktion setzt aber gewöhnlich innerhalb der ersten Behandlungswochen ein, selbst wenn die Symptome schon jahrelang vorhanden waren. Auch unter konstanter Behandlung kann es zwischendurch zu Problemen kommen, ein Erfolg kann aber nur dauerhaft eintreten, wenn die Behandlung über mehrere Jahre fortgesetzt wird. Bei manchen Patienten treten die Symptome während der gesamten Behandlungsdauer immer wieder auf. Mit zunehmender Besserung werden die Abstände zwischen diesen Rückfällen aber größer, und die Beschwerden nehmen ab.

In Fällen, in denen sich nur ein geringer Behandlungserfolg zeigt, kann es angezeigt sein, den Patienten auf eine candidiasisbedingte Nahrungsmittelunverträglichkeit zu untersuchen. In manchen Fällen nimmt die Unverträglichkeit auf Nahrungsmittel oder eingeatmete Stoffe ab, sobald die Candidiasis auf die Behandlung anspricht. In anderen Fällen – besonders wenn die Nahrungsmittelunverträglichkeit über einen langen Zeitraum bestand – kann sich die Allergie zu einer eigenständigen Störung entwickeln, die gesondert behandelt werden muß.

Empfohlene Lektüre:

Karen Acuff / Hans Finck: Die Anti-Hefepilz-Diät. Vitalkost gegen Candida albicans. München 1994

Dr. Harold Markus / Hans Finck: Ich fühle mich krank und weiß nicht warum. Candida albicans, die maskierte Krankheit. 12. Aufl. München 1994

Nahrungsmittelunverträglichkeit und Stimmungsschwankungen

Stimmungsschwankungen wie Depressionen können ebenfalls durch Nahrungsmittelunverträglichkeiten beziehungsweise -allergien verursacht werden. Solche Allergien rufen selten nur ein einziges Symptom wie etwa eine Depression hervor; meist treten an den verschiedensten Körperregionen eine Vielzahl von Beschwerden auf, wie Kopfschmerzen, verschwommenes Denken, Mangel an Energie, Verhaltensstörungen, Atembeschwerden, Unterleibsschmerzen, Verstopfung, Gelenkschmerzen oder Flüssigkeitseinlagerung im Gewebe, um nur einige Symptome zu nennen. Depressionen stellen im Gesamtbild meist nur eine von vielen Störungen dar. Es ist auch möglich, daß seelische Probleme mit dem Auftreten anderer Symptome (die nicht nur lästig, sondern richtiggehend krankmachend sein können) zu Depressionen führen.

Es gibt zwei Arten von allergischen Reaktionen bei einem Vorliegen von Nahrungsmittelunverträglichkeit: Sofortreaktionen und verzögerte Reaktionen. Sofortreaktionen sind leicht zu erkennen. Sie treten wenige Sekunden bis eine Stunde nach dem Verzehr ein, so daß das betreffende Nahrungsmittel leicht identifiziert und künftig gemieden werden kann. Sofortreaktionen stellen also keine diagnostische Herausforderung dar.

Verzögerte Reaktionen können jedoch mehrere Tage auf sich warten lassen. Entsprechend schwierig sind daher ihre Ursachen herauszufinden. Wer denkt noch an den Reispudding vom Sonntag, wenn er am Dienstag unter Unwohlsein und Kopfschmerzen leidet? Genau hier liegen die Schwierigkeiten der Diagnose.

Kontroverse Ansichten zur Einordnung dieser Störungen sind oft eher begrifflicher als praktischer Natur. Strenggenommen dürfen diese Reaktionen nicht als Allergie bezeichnet werden, da die Immunantwort des Körpers bei Allergien etwas anderes ist als die verzögerte Reaktion auf Nahrungsmittel. Will man aber herausfinden, »was da nicht stimmt« und was man tun kann, um dem Patienten zu helfen, ist es unerheblich, ob man diese Reaktionen als Allergie oder Unverträglichkeit einstuft.

Um herauszufinden, welches Nahrungsmittel zu einer allergischen Reaktion geführt hat, stehen verschiedene Methoden zur Verfügung. Man kann ein verdächtiges Nahrungsmittel fünf Tage lang aus dem Speiseplan streichen und es am sechsten Tag wieder essen. Oder man legt dieses Nahrungsmittel als Extrakt unter die Zunge und erwartet die Reaktion. Beide Methoden erfordern viel Zeit und sind auch nicht besonders zuverlässig.

Ebenfalls unzuverlässig ist die verbreitete Methode, durch eine Hauttestung (Auftragen des verdächtigen Stoffes auf die Haut mit anschließendem Einritzen) Reaktionen hervorzurufen. Verläßlichere Ergebnisse lassen sich zwar durch Einspritzen von Extrakten unter die Haut erzielen, bei dem der Patient eventuell mit Schwellungen reagiert. Diese Methode ist aber unangenehm und zeitraubend.

In einem anderen Verfahren bestimmt man die Konzentration von Immunglobulinen (Ig) im Blut. Wenn sie erhöht ist, liegt eine verzögerte Unverträglichkeit vor. Es gibt verschiedene Klassen von Immunglobulinen. Interessant für die Diagnose von Nahrungsmittelunverträglichkeiten ist die G-Klasse (IgG). Das IgG hat mehrere Bestandteile, wobei sich manche bei der Sofortreaktion, andere Bestandteile hingegen bei der verzögerten Reaktion erhöhen. Diese Methode ist vor allem bei der verzögerten Reaktion von Bedeutung, da der Verursacher einer Sofortreaktion anderweitig zu identifizieren ist. Der Vorteil dieser Methode liegt darin, daß unterschiedliche Schweregrade der Unverträglichkeit gemessen werden können.

Die Behandlung von Unverträglichkeiten hängt davon ab, welches Nahrungsmittel als Verursacher isoliert wurde. Da man bei der Blutuntersuchung eine Vielzahl von Nahrungsmitteln testen kann, ist es möglich herauszufinden, was man essen darf und was nicht. Meist liegt die Unverträglichkeit gerade bei Nahrungsmitteln, die man mindestens dreimal pro Woche zu sich nimmt. Erst wenn die betreffenden Speisen über einen Zeitraum von einem bis mehreren Monaten – je nach der Stärke der Reaktion – gemieden wurden, können sie wieder in den Speiseplan aufgenommen werden. Die Wahrscheinlichkeit einer erneuten Reaktion des Körpers nimmt aber erst ab, wenn man die wöchentliche Aufnahme deutlich verringert.

Empfohlene Lektüre:
Monika Husel/Gernot Knaus/Astrid Stein: Nie wieder krank. Neue Therapien gegen Allergien, Candida, chronische Müdigkeit. 2. Aufl. München 1993

Teil 4

Behandlung von Depressionen

Behandlung mit Medikamenten

Arzneimittel können – richtig angewendet und unter ärztlicher Überwachung – einen wirkungsvollen und wichtigen Beitrag zur Behandlung leisten, manchmal sind sie sogar die beste Behandlungsmethode. Manchmal weigern sich Patienten jedoch, Medikamente einzunehmen.

»Ich habe so vieles durchgemacht, aber ich möchte auf keinen Fall ›Psycho-Krücken‹«, so Catherine. Sie war schon über siebzig, aber noch bis vor wenigen Jahren beruflich aktiv. Allmählich hatte ihr Gesundheitszustand ihr immer mehr Kummer gemacht, und sie hatte sich bei der Arbeit nur schwer konzentrieren können. Gespräche mit ihren Arbeitskollegen bereiteten ihr Schwierigkeiten, weil sie so sehr mit ihrer Krankheit beschäftigt war.

Schließlich wurde sie immer trauriger und mutloser, und als auch ihre Konzentrationsfähigkeit immer mehr abnahm und ihre Depression akut und offenkundig wurde, schied sie endgültig aus dem Berufsleben aus. Nach einiger Zeit verstärkten sich jedoch ihre Depressionen, und schließlich stimmte sie einer medikamentösen Behandlung zu. Unter den Medikamenten erfolgte sogar eine Besserung, die ihr eine ehrenamtliche Arbeit ermöglichte.

Natürlich stellten die Medikamente bei dieser Patientin nicht die einzige Behandlungsmethode dar. Sie wurde in ein Krankenhaus verlegt, wo einige ihrer körperlichen Gebrechen behandelt wurden. Sie bekam eine eiweißreiche, zuckerarme Diät und viele Vitamine. Unterstützend nahm sie an einer Psychotherapie teil. Die Kombination dieser Behandlungsmethoden führte schließlich zu ihrer Genesung. Dennoch war in ihrem Fall der Einsatz von Medikamenten ein wichtiger erster Schritt, der sie für die anderen Behandlungsmethoden empfänglich machte.

Bevor ein Arzt also ein Medikament verschreibt, muß er verschiedenes berücksichtigen. Welcher Art ist die Depression? Wie stark ist der Patient beunruhigt? Hat er sich abgekapselt? Wie ist sein körperliches Befinden? Wie hat er in der Vergangenheit auf Medikamente reagiert? Kann der Patient die Anweisungen selbst befolgen, oder läßt er sich die Medikamente von Dritten verabreichen? Ist der Patient selbstmordgefährdet?

Diese Fragen geben am ehesten eine Antwort darauf, welches Medikament der Patient benötigt. Stärkere Beruhigungsmittel werden gewöhnlich bei schizophrenen Störungen verordnet; schwächere Medikamente, wie Librium oder Valium, werden bei den verschiedensten psychischen Störungen verschrieben.

Eine andere Gruppe von Arzneimitteln, die bei Depressionen verschrieben werden, sind Antidepressiva. Untersuchungen kalifornischer Wissenschaftler haben ergeben, daß stärkere Beruhigungsmittel besonders wirkungsvoll bei Depressionen sind, die mit Erregungszuständen einhergehen. Bei Depressiven, die sich aus ihrem Umfeld zurückziehen, zeigen dagegen Antidepressiva eine bessere Wirkung.

So wird deutlich, daß es viele verschiedene Beruhigungsmittel und Antidepressiva gibt und daß der Arzt im Einzelfall das geeignetste Mittel auswählt. Im allgemeinen verläuft die Einnahme der Medikamente parallel mit einer psychotherapeutischen Behandlung.

Als Patient sollte man wissen, daß Antidepressiva manchmal erst nach einigen Tagen, manchmal sogar erst nach Wochen ihre Wirkung entfalten. Davon ausgenommen sind Amphetamine (Aufputschmittel), die innerhalb von Minuten wirken. Sie werden nur selten verschrieben, da ihre Wirkung zeitlich begrenzt ist, gefolgt von einem starken Stimmungsabfall. Problematischer ist die Tatsache, daß bei Amphetaminen eine Gewöhnung eintritt und für die erwünschte Wirkung eine immer höhere Dosierung erforderlich ist.

Leider haben Arzneimittel häufig unerwünschte Nebenwirkungen. Unangenehme Folgen sind zum Beispiel Trockenheit des Mundes, extreme Schweißausbrüche, Schleiersehen, innere Unruhe, unregelmäßige Monatsblutung, beschleunigter Herzschlag. Diese Nebenwirkungen sind nicht lebensbedrohend, sie können aber – wie im Fall der Mundtrockenheit – sehr unangenehm sein. Jeder Arzt wird jedoch problematische Medikamente nur in äußersten Notfällen verschreiben; hat ein Patient die Wahl zwischen den Nebenwirkungen und der Depression, wird er sich wohl für die Nebenwirkungen entscheiden. Wenn eine unterstützende Megavitaminbehandlung erfolgt, kann möglicherweise ganz auf Medikamente verzichtet werden. Starke Beruhigungsmittel in niedriger Dosierung können sogar bei Schizophrenie ausreichen, wenn gleichzeitig eine Megavitaminbehandlung durchgeführt wird.

Manche Antidepressiva aus der Gruppe der Monoaminoxidasehemmer (MAO) können starke Nebenwirkungen hervorrufen. Ihre Wirkstoffe hemmen den chemischen Prozeß der Monoaminoxidase. Dieses Enzym wird für den Abbau eines anderen chemischen Stoffs benötigt, eines Neurotransmitters oder Botenstoffs, der die Reize von einer Nervenzelle (Neuron) zur anderen weiterleitet.

Die Verabreichung von MAO-Hemmern bewirkt eine vermehrte Produktion von sogenannten falschen Neurotransmittern; diese häufen sich an den Nervenendungen an und verdrängen den »richtigen« Botenstoff. MAO wird dann als Antidepressivum verschrieben, wenn alle anderen Möglichkeiten versagt haben. Die Verordnung solcher Antidepressiva erfordert eine genaue Unterweisung des Patienten durch den Arzt, da sich die Medikamente nicht mit allen zusätzlichen Arzneimitteln, mit Alkohol oder Nahrungsmitteln wie zum Beispiel Cheddar-Käse, Hering und Leber vertragen.

Bei richtiger Anwendung unter ärztlicher Aufsicht ist die Gefahr jedoch gering. Es gibt verschiedene Präparate mit diesen Wirkstoffen; sie können in besonders hartnäckigen Fällen von Depressionen verordnet werden.

Interessanterweise gaben Arzneimittel dieser Klasse der medizinischen Forschung den Impuls dazu, sich mit den biochemischen Vorgängen bei Depressionen eingehender zu befassen. Es wäre aber eine Vereinfachung zu sagen, Depressionen beruhen auf einer biochemischen Störung, die einen erhöhten Bedarf an Vitaminen und Mineralstoffen zur Folge hat. Das Problem ist wesentlich vielschichtiger. In manchen Fällen kann zwar eine biochemische Störung vorliegen; wenn dies aber nicht der Fall ist, sind andere Maßnahmen erforderlich. Die Erforschung der Wirkungsweise von Antidepressiva hat zwar einen Zusammenhang mit den Neurotransmittern aufgedeckt, die endgültige Antwort ist aber bis heute nicht gefunden.

Beide Arten von Antidepressiva bewirken eine Veränderung der chemischen Botenstoffe (Neurotransmitter), über ihre Rolle bei Depressionen liegen aber widersprüchliche Ansichten vor. Auch die klassische Frage: »Was kam zuerst, die Henne oder das Ei?« drängt sich unweigerlich auf. Sie wurde noch nicht hinreichend beantwortet; somit bleibt auch die Frage, ob die Stimmungslage biochemische Veränderungen hervorruft oder ob biochemische Vorgänge sich auf die Stimmung auswirken, ohne befriedigende Lösung. Vier mögliche Antworten stehen zur Verfügung: 1. die Stimmung verändert biochemische Vorgänge; 2. biochemische Vorgänge verändern die Stimmung; 3. beides trifft zu; 4. chemische Vorgänge sind irrelevant, man muß nach anderen Erklärungen für Depressionen suchen.

Den depressiv Erkrankten kümmert die fachliche Auseinandersetzung natürlich wenig. Ihn interessiert viel eher, daß es wirkungsvolle Medikamente gibt. Solche Medikamente sind heute ebensowenig »Krücken«, wie es zum Beispiel das Penicillin bei einer Lungenentzündung ist. Unter der Aufsicht eines kompetenten Arztes können einige Formen von Depressionen wirkungsvoll mit Antidepressiva behandelt werden. Der Idealfall wäre natürlich, daß die Patienten soweit genesen, daß die Einnahme von Medikamenten nicht mehr erforderlich ist.

Lithiumbehandlung

Nicht alle Medikamente, die gegen Depressionen verschrieben werden, werden künstlich hergestellt. Bei manchen Behandlungsmethoden kommen natürliche Stoffe, wie zum Beispiel Lithium, zum Einsatz. Die Entdeckung der Lithiumtherapie zählt zu den wichtigsten Neuerungen der vergangenen 20 Jahre. Lithium ist ein silbrigweißes Spurenelement, das zum Beispiel im Gestein, in Mineral- und natürlichem Salzwasser vorkommt. Es ist einer der wenigen Wirkstoffe, deren richtige Dosierung durch regelmäßige Untersuchungen überwacht werden kann. Lithium ist – unter Berücksichtigung entsprechender Vorsichtsmaßnahmen (z.B. regelmäßige Blutuntersuchungen) – in der Hand eines qualifizierten Arztes ein sicheres, wirkungsvolles und zudem preiswertes Mittel, das vielen Patienten wieder ein beschwerdefreies Leben ermöglicht hat.

Elaine, eine alleinstehende Sekretärin mittleren Alters, litt seit Jahren unter Stimmungsschwankungen. Regelmäßig etwa viermal pro Jahr entwickelte sie eine mäßige Depression, die nach ca. vier bis sechs Wochen etwas nachließ. Nach und nach besserte sich ihre Stimmung, und die Depression wurde schwächer. Schließlich war sie leicht freudig erregt (hypomanisch), was sie als »aufgedreht« bezeichnete.

Man konnte ihre jeweilige Stimmung auf einen Blick erkennen: War sie deprimiert, war ihr Gesicht farblos, ihre Augen trüb, ihr Äußeres weniger gepflegt. Nur weil sie arbeiten mußte, war sie ordentlich gekleidet. Sie sah traurig aus, manchmal war sie den Tränen nahe. Sie sprach langsamer und leiser als gewöhnlich. Man konnte Mitleid bekommen mit dieser kleinen, einsamen Frau, die es im Leben nicht leicht hatte, die fast, aber doch noch nicht ganz aufgegeben hatte. War sie in freudiger Stimmung, war sie ein anderer Mensch. Sie strahlte eine solche Freude aus, daß man ihr Alter darüber vergessen konnte. Sie war temperamentvoll und hatte einen ansteckenden Humor. Zu ihrem Leidwesen und dem ihrer Freunde dauerten diese Phasen der Euphorie nur wenige Tage. Danach verfiel sie wieder in Niedergeschlagenheit.

Nach jahrelanger psychotherapeutischer Behandlung lag folgendes Ergebnis vor: Ihre Depressionen waren oft die Folge eines Krachs mit Freunden. Es konnte eine schlichte Meinungsverschiedenheit sein, die sie als Beleidigung empfand, oder eine (berechtigte oder unberechtigte) Zurückweisung seitens eines Freunds. Einmal wurde sie depressiv, weil zwei enge Freunde übers Wochenende weggefahren waren, ohne auch sie einzuladen. Ein anderes Mal war sie wochenlang verletzt, weil eine neue Bekannte sie nicht nach Hause gefahren hatte und sie öffentliche Verkehrsmittel benutzen mußte. Diese Reaktion konnte man psychologisch leicht auf Zurückweisungen beziehungsweise Verluste in ihrer Kindheit zurückführen.

In den ersten Monaten der Lithiumtherapie erfolgte eine unliebsame Stimmungsänderung, die sie selbst verwirrte. Sie bekam die Depressionen nun nicht mehr alle drei Monate, sondern alle zwei Wochen. Die Symptome hielten etwa zwei bis drei Tage an. Im Verlauf des Jahres wurden die Abstände immer größer und die Depressionen immer schwächer. Schließlich kam es soweit, daß es nur einmal im Halbjahr ein oder zwei schlechte Tage gab. Die Tiefpunkte waren nie wieder so stark wie vor der Behandlung; das waren dann Tage, an denen sie einen leichten Abfall ihrer Tatkraft und eine bedrückte Stimmung wahrnahm.

Während dieser schlechten Tage konnte sie ihrer Arbeit wie gewohnt nachgehen, und ihr Privatleben war kaum noch von ihrer Stimmung beeinträchtigt oder unterbrochen. Sie empfand eher eine leichte Traurigkeit als starke Depression. Und sie wußte, ihre Gefühle würden sich schnell wieder ändern. Was das »Aufgedrehtsein« angeht, so beschrieb sie ihre Empfindungen so: »Ich merke, daß ich immer aufgedrehter werde, aber irgend etwas hält mich zurück.«

Auch diese Gefühle traten nur für kurze Zeit und nur einige Male im Jahr auf.

Lithium hat Elaine im Vergleich zur Psychotherapie, die ihr in schlechten Zeiten eine Unterstützung war, mehr gegeben; es hat ihr Verhaltensmuster geändert und sie gesund gemacht.

Elaines Fall ist nicht ungewöhnlich. Mit der Lithiumtherapie konnte Tausenden von Patienten auf der ganzen Welt geholfen werden, durchweg bewußt zu leben, anstatt immer wieder das Gefühl zu haben, aufgrund ihrer Krankheit Zeit zu verschwenden. Darüber hinaus sparten sie sich die Zeit und das Geld, die sie in eine weniger wirksame Psychotherapie gesteckt hatten.

Die bisher beschriebene Verwendung von Lithium ist angezeigt bei manisch-depressiven Zuständen. Eine Manie ist gekennzeichnet durch das Vorhandensein von schier unerschöpflicher Energie, freudiger Hochstimmung, gesteigertem Bewegungsdrang, ungebändigtem Optimismus und –

ganz allgemein – durch ein der Depression genau entgegengesetztes klinisches Bild. Während ein Depressiver ständig trauert, zeigt sich Manie in Hoffnung und Zuversicht.

Carol, die von einer Hochstimmung in eine Depression fiel, war immer zuerst in einer manischen Phase. Während dieser Phasen kaufte sie, was sie sah, und plante, ihr Geschäft zu erweitern. Über Geld dachte sie nicht nach, und sie kam mit sehr wenig Schlaf aus. Sie war mitteilsam und ausgesprochen kontaktfreudig. Innerhalb eines Monats begann die manische Episode abzuklingen und einer leichten Depression zu weichen. Entgeistert nahm sie die Geldsummen zur Kenntnis, die sie ausgegeben hatte, und befürchtete, die Verluste nicht wiedergutmachen zu können. Objektiv waren ihre Lebens- und finanzielle Situation gleich geblieben, doch ihre Einstellung dazu hatte sich enorm geändert.

Da die manischen und depressiven Phasen oft miteinander in Verbindung stehen, wurde ein Behandlungsversuch mit Lithium unternommen. Frühe Versuche mit Lithium zeigten bei depressiven Patienten keine Verbesserung oder gar Verschlechterung des Krankheitszustands. Daher wurde die Behandlung mit Lithium für einige Zeit eingestellt.

Weitere Verwirrung trat ein, als Lithiumchlorid als Salzersatz verboten wurde. Tatsächlich kann es durch Lithium zu einer Störung des Natrium-Kalium-Haushalts im Körper kommen, die Nieren- und Kreislaufbeschwerden verursachen kann. Es gab auch vereinzelte Todesfälle aufgrund eines gestörten Natrium-Kalium-Gleichgewichts bei Patienten, die Salze aufgrund einer Nierenfunktionsstörung nicht ausscheiden konnten.

Gegenwärtige Untersuchungen zeigen, daß Lithium sich in einigen Fällen von Depression günstig auswirkt. Ebenso kann Lithium dazu beitragen, ein wiederholtes Auftreten der Krankheit zu verhindern oder zumindest die Schwere der Depression zu mindern. Aus praktischer Sicht ist Lithium am wirkungsvollsten bei wiederholt auftretenden Depressionen, deren Ursache nicht scharf umrissen ist (etwa wenn eine persönliche Beziehung auseinanderbricht, beim Verlust des Arbeitsplatzes, bei körperlichen Gebrechen usw.).

Die Lithiumbehandlung garantiert keineswegs das Ausbleiben von Depressionen, bewirkt aber mit hoher Wahrscheinlichkeit eine Veränderung der Depression. Bei Patienten, die während der Lithiumtherapie Depressionen entwickeln, kann die regelmäßige zusätzliche Einnahme von Antidepressiva hilfreich sein. Wie bereits erwähnt, kann die Wirkung des Lithiums sich erst nach Monaten voll entfalten. Bei Elaine trat die Veränderung innerhalb des ersten Jahres ein.

Lithium ist ein verschreibungspflichtiges Medikament, das bei psychischen Störungen nur nach ärztlicher Anweisung und nur in therapeutisch wirksamer Dosierung eingenommen werden darf.

In hoher Konzentration wirkt Lithium wie ein gefährliches Gift. Daher muß der Lithiumspiegel im Blut fortlaufend überwacht werden. Die anfängliche Zurückhaltung der Ärzte gegenüber der Lithiumtherapie war die Folge einiger Todesfälle von Patienten, die Salze nicht ausscheiden konnten und daher das Mineral im Rahmen einer salzarmen Diät als Salzersatz erhielten. Zu der Zeit wußte man über Lithium nicht viel mehr, als daß es nach Salz schmeckte. Der Tod trat ein, weil die Patienten das im Körper angesammelte Lithium ebensowenig ausscheiden konnten wie normales Salz.

Eine wichtige Voraussetzung ist daher, daß der behandelnde Arzt routinemäßige körperliche Untersuchungen und Labortests durchführt, um sicherzugehen, daß die Körperfunktionen intakt sind und die Patienten Salz ausscheiden. Lithium darf auch verordnet werden, wenn die Salzausscheidung in irgendeiner Form gestört ist. In diesem Fall sind jedoch strengere Vorsichtsmaßnahmen – häufigere Messung des Lithiumspiegels im Blut – nötig.

Man unterscheidet frühe und späte Nebenwirkungen. Frühe Nebenwirkungen sind meist die Folge eines raschen Ansteigens der Lithiumwerte im Blut. Sie bedeuten zwar keine Gefahr für den Patienten, können aber Probleme bereiten. Diese können meist verhindert werden, wenn Lithium in langsam steigender Dosierung verabreicht wird. Häufige, früh auftretende Nebenwirkungen sind Übelkeit, Erbrechen, Durchfall, Bauchschmerzen, vermehrtes Wasserlassen, Durst, Schwäche und Zittern der Hände.

Zu den späten Nebenwirkungen zählen ebenfalls das Zittern der Hände, Durst, vermehrtes Wasserlassen, ferner geringe Gewichtszunahme und möglicherweise eine Vergrößerung der Schilddrüse. Die frühen und späten Nebenwirkungen müssen eindeutig von Lithiumvergiftungen unterschieden werden, bei denen der Lithiumspiegel einen zu hohen Wert erreicht. Bei den Vergiftungssymptomen unterscheidet man solche, die mehrere Körpersysteme betreffen, wie z.B. den Magen-Darm-Trakt, Nerven und Muskeln, das zentrale Nervensystem und den Kreislauf. Daneben treten Symptome wie Übelkeit, Erbrechen, unregelmäßiger Puls und Verwirrung auf. Dem Tod durch eine Lithiumvergiftung geht jedoch in der Regel eine ausgeprägte Lethargie voraus.

Die Vergiftungserscheinungen treten nur langsam zutage. Anfangs sind sie den frühen und späten Nebenwirkungen sehr ähnlich. Der Unterschied zeigt sich in einem hohen Lithiumspiegel. Wenn die Lithiumkonzentration einige Zeit normal war und anschließend Nebenwirkungen auftreten, könnte dies der Beginn einer Lithiumvergiftung sein. Die erste Maßnahme in solch einem Fall ist die Messung des Lithiumspiegels im Blut. Ist er zu hoch, ist die Dosis zu verringern und fortlaufend die Konzentration des Lithiums im Blut genau zu kontrollieren. So können schwerwiegende Folgen der Vergiftung vermieden werden.

Die exakte Wirkung des Lithiums bei der Behandlung von Depressionen muß noch genauer erforscht werden. Da Lithium ein Spurenelement ist, können sowohl biochemische Ursachen als auch die Ernährung eine Rolle spielen. Bislang ist nur bekannt, daß manche Depressionen durch eine Mangelernährung verursacht werden. Ein Mangel an Niazin führt zu Pellagra und Demenz, ein Vitamin-B_6-Mangel (Pyridoxin) kann im Zusammenhang mit der Anti-Baby-Pille bei Frauen Depressionen verursachen. Depressionen können auch die Folge eines Mangels an Pantothensäure, eines weiteren B-Vitamins, sein oder auch als Folge der Beriberi auftreten, einer Vitamin-B_1-Mangelkrankheit. Der Arzt muß also neben der geistigen und seelischen Verfassung und der Umgebung seiner Patienten auch ihre Ernährungssituation analysieren, denn die Ursachen von Depressionen liegen nicht immer klar auf der Hand.

Aminosäurenbehandlung

Aminosäuren wurden erst in jüngerer Zeit als Mittel zur Bekämpfung von Depressionen und anderen körperlichen Gebrechen anerkannt und eröffnen für die Zukunft vielversprechende Möglichkeiten.

Aminosäuren sind die Grundbausteine von Eiweißstoffen (Proteinen). Proteine sind nicht nur in der Muskulatur enthalten, sie sind auch der Grundstoff für eine Reihe anderer Stoffe, zum Beispiel die Neurotransmitter. Wie wichtig Neurotransmitter sind, wird deutlich, wenn man sich ihren Aufbau und ihre Funktion vor Augen hält.

Nervenzellen steuern zahlreiche Körperfunktionen, wie Muskelbewegungen, Denken und Stimmungen. Es gibt viele Arten von Nervenzellen, die unterschiedliche Funktionen ausüben, doch alle weisen die gleiche Grundstruktur auf. Auch die Verbindung einer Nervenzelle mit der benachbarten Zelle bei der Weiterleitung von Reizen ist im wesentlichen gleich.

Erstaunlicherweise berühren sich die Nervenzellen dabei aber nicht. Sie liegen nahe beieinander, und die zahlreichen Ausstülpungen zweier Nachbarzellen greifen fast wie die Finger von einander zugekehrten Händen ineinander, ohne sich zu berühren. Nun muß aber die Information von einer Zelle zur anderen und von dort zur nächsten weitergeleitet werden, bis der Reiz vom Ausgangs- zum Zielpunkt befördert ist. Nimmt das Gehirn mit seinem Gesichtssinn und dem Gehör wahr, daß sich ein Fahrzeug nähert, muß diese Information nicht nur im Gehirn als Gefahr erkannt, sondern auch in Form von Reizen durch die Nervenbahnen des Körpers gesendet werden, damit man dieser Gefahr durch schnelle Reaktion ausweichen kann. Alle diese verschiedenen Nervenfunktionen werden durch Reize ausgeführt, die durch das gesamte Nervensystem von einer Zelle zur anderen geleitet werden.

Grundsätzlich wird diese Reizleitung durch einen chemischen Stoff ermöglicht, der an einem Ende der Nervenzelle gespeichert ist. Erreicht nun ein Reiz das Nervenende, gibt die Zelle diesen gespeicherten Stoff in den Zwischenraum (synaptischer Spalt) zur benachbarten Nervenzelle ab, die den Stoff aufnimmt und damit die Weiterleitung des Reizes durch die zweite Nervenzelle auslöst. Am Ende der zweiten Nervenzelle wird abermals der dort gespeicherte sogenannte Neurotransmitter in den Spalt zwischen der zweiten und dritten Nervenzelle freigegeben usw. Dieser chemische Stoff wandert aber nicht von einem zum anderen Ende einer Nervenzelle. Er wird von der empfangenden Zelle aufgenommen und bleibt dort, bis er seine Aufgabe erfüllt hat, bevor er wieder in den gleichen Spalt zurückgelangt. Von dort nimmt ihn die erste den Reiz auslösende Nervenzelle wieder auf und speichert ihn am Nervenende, bis der nächste Reiz eine erneute Ausschüttung in den Spalt bewirkt.

Vereinfacht gesagt bedeutet das, daß an den beiden Enden einer Nervenzelle unterschiedliche Wirkungsmechanismen zum Einsatz kommen. Eine Seite gibt zuerst einen Stoff frei und nimmt ihn später wieder auf. Die andere Seite nimmt den Stoff auf und gibt ihn nach verrichteter Arbeit wieder ab. Der Neurotransmitter durchläuft die Stadien Ausschüttung, Aufnahme durch eine zweite Zelle, Ausschüttung und Wiederaufnahme der ersten Zelle.

Im Körper gibt es viele Neurotransmitter, und sie scheinen alle eine ganz bestimmte Aufgabe bei der Aufrechterhaltung der Körperfunktionen zu haben. Trotz der Verschiedenheit ihrer Aufgaben sind sie stets in der oben beschriebenen Weise aktiv.

Damit bei der Reizleitung keine Fehler auftreten und die empfangende Zelle den Reiz richtig weiterleitet, müssen die Neurotransmitter in ausreichender Menge vorhanden sein. Nur wenn dies gewährleistet ist, wird ein Impuls ausgelöst. Sind zu wenige Neurotransmitter gespeichert, wird der Impuls nur unzureichend weitergegeben, und dann können Probleme auftreten. Sind die betroffenen Neurotransmitter für die Gemütslage zuständig, kann es durch den Mangel dieser Stoffe zu einer deutlichen Depression kommen.

Welche Probleme können bei der Reizleitung durch die Nervenbahnen auftreten? Zum einen können nicht genügend Neurotransmitter am Ende einer Nervenzelle gespeichert sein, oder der Neurotransmitter wird nicht korrekt in den synaptischen Spalt abgegeben. Oder er sammelt sich in diesem Spalt nicht richtig an. Die zweite Zelle nimmt den Neurotransmitter vielleicht nicht vollständig auf, damit ist die Weiterleitung gestört. Möglicherweise gibt die zweite Zelle den Neurotransmitter nicht mehr zurück in den synaptischen Spalt. Oder die ursprüngliche Zelle kann ihn nicht mehr aus dem synaptischen Spalt aufnehmen. Dies sind nur einige Beispiele dafür, wie sich Fehler oder Mängel an den Neurotransmittern auswirken können. Es ist ohnedies ein »kleines« Wunder, daß dieser komplizierte Mechanismus überhaupt funktioniert.

Allen möglichen Schwierigkeiten scheint – unabhängig von ihren Ursachen – das Vorhandensein ungenügender Mengen des Neurotransmitters zugrunde zu liegen. Eine Aminosäurenbehandlung soll nun diesen Mangel ausgleichen, indem sie diejenigen Aminosäuren zuführt, die als Bausteine für den jeweiligen Neurotransmitter benötigt werden. Bestimmte Aminosäuren, also natürliche Stoffe in ungewöhnlich hoher Dosierung, sollen den Körper dazu veranlassen, den gewünschten Neurotransmitter vermehrt herzustellen und den Mangel und die daraus resultierende Depression auf diese Weise auszugleichen.

Die Aminosäurenbehandlung kann helfen, wenn alle anderen Behandlungsmethoden versagt haben. Von großem Interesse ist die Tatsache, daß Antidepressiva aus den gleichen Gründen für wirkungsvoll gehalten werden wie die Aminosäurentherapie, da beide die Konzentration bestimmter Neurotransmitter erhöhen.

Der Vorteil der Aminosäurentherapie liegt darin, daß sie im Vergleich zu den meisten antidepressiven Medikamenten in therapeutischer Dosierung von keinerlei Nebenwirkungen begleitet ist. Dennoch ist Vorsicht geboten: Antidepressiva sind seit über 25 Jahren in Gebrauch. Auch wenn noch nicht alle Nebenwirkungen bekannt und dokumentiert sind, ist die Wahrscheinlichkeit, daß nach 25 Jahren weitere hinzukommen sollten, sehr gering. Jeder Arzt, der Antidepressiva verschreibt, kennt also die Risiken und Nebenwirkungen genauestens. Bei der Verwendung bestimmter Aminosäuren in hoher Dosierung ist der Informationsstand deutlich schlechter. Es müssen noch mehr Erfahrungen gesammelt werden, bis alle möglichen Komplikationen dieser Behandlungsmethode genau erforscht sind. Der gegenwärtige Stand der Forschung erlaubt den Schluß, daß bei richtiger Dosierung deutlich geringere Nebenwirkungen auftreten als bei Antidepressiva. Einige Punkte müssen bei der Aminosäurenbehandlung allerdings berücksichtigt werden: Besondere Sorgfalt ist bei Kindern oder älteren Menschen sowie bei Patienten geboten, die kurz zuvor MAO-Hemmer erhielten. Die Aminosäurentherapie darf unter keinen Umständen ohne ärztliche Verordnung angewendet werden, selbst wenn Aminosäuren rezeptfrei erhältlich sein sollten.

Da nicht alle Ärzte diese oder eine andere in diesem Buch beschriebene medikamentöse Behandlung verordnen, lesen Sie dazu bitte nach im fünften Teil »Die richtige Arztwahl«.

Der behandelnde Arzt wird, nachdem er die Krankengeschichte aufgenommen hat, aufgrund seiner bisherigen Erfahrung Präparate mit Aminosäuren verordnen oder zunächst Blut- und Urinuntersuchungen durchführen, um die Konzentration der Aminosäuren im Körper festzustellen. Die Laborergebnisse geben genaue Hinweise darauf, welche Aminosäuren unzureichend vorhanden sind und verordnet werden sollten.

In der Behandlung von Depressionen haben sich folgende Aminosäuren bewährt: L-Tyrosin, L-Phenylalanin und früher auch L-Tryptophan. Im folgenden werden keine genauen Angaben zur Behandlung gemacht, sondern lediglich die wirksamstem Aminosäuren genannt. Bei schweren Erkrankungen wie Depressionen sollte eine Behandlung mit Aminosäuren – auch wenn sie natürliche Substanzen sind – in jedem Fall nur unter fachärztlicher Aufsicht erfolgen.

Im allgemeinen ist es auch wichtig, die Aminosäurenbehandlung durch Vitamine, besonders B-Vitamine, zu unterstützen. Manchmal werden auch andere Aminosäuren (in geringerer Dosierung) verwendet, um einer deutlichen Störung des Aminosäurenhaushalts entgegenzuwirken, die auf die Zufuhr von ein oder zwei Aminosäuren in ungewöhnlich hoher Dosierung zurückgehen könnte.

Um eine hohe Wirkung zu erzielen, ist der richtige Einnahmezeitpunkt von Bedeutung. Das Ziel der Aminosäuren ist das Gehirn. Der Transport dorthin wird erschwert, wenn sich auf den Transportwegen viele konkurrierende Aminosäuren befinden. Die Einnahme der Aminosäuren sollte also möglichst auf nüchternen Magen erfolgen, am besten zwischen den Mahlzeiten. Auf keinen Fall sollte man sie zusammen mit eiweißhaltigen Nahrungsmitteln oder Getränken, wie zum Beispiel Milch, einnehmen. Geringe Mengen von Insulin beschleunigen den Transport in der Regel, so daß man gegebenenfalls etwas frischen Saft dazu trinken kann, der die Insulinproduktion anregt und damit einen schnelleren Transport bewirkt.

Obwohl Störungen der Neurotransmitterproduktion vielerlei – zum Teil erblich bedingte – Ursachen haben können, stellt die Aminosäurentherapie so etwas wie ein Bindeglied dar, mit dem sich in vielen Fällen eine positive Wirkung erzielen läßt. Die Aminosäurentherapie ist eine vielversprechende und natürliche Behandlungsmethode, die schon Erfolge erzielt hat, wenn alle anderen Möglichkeiten versagt hatten. Zudem ist sie ein weiteres Mittel zur Bekämpfung von Depressionen.

Psychotherapie

Um drei Uhr früh war die junge Frau rastlos und in tiefer Hoffnungslosigkeit und Traurigkeit gefangen. Selbstmordgedanken quälten sie und machten ihr angst, obwohl ein kleiner Teil von ihr sich doch noch an die Hoffnung auf etwas Schönes im Leben klammerte. Es war eine besonders üble Nacht, denn ihre Depression verschlimmerte sich. Sie konnte nur wenige Stunden schlafen, und die ganze Zeit war sie von dem Gedanken an Selbstmord besessen.

Sie suchte die Notaufnahme eines nahe gelegenen Krankenhauses auf, und der Mann an der Pforte stufte sie nach ihrer Beschreibung als psychiatrischen Fall ein. Er rief den psychiatrischen Bereitschaftsarzt im Haus, der noch etwas schlaftrunken wirkte, aber nur zu gern bereit war zu helfen. Um zu erkennen, daß die etwas schmuddelige, traurig aussehende Frau mit den verweinten Augen depressiv war, mußte man kein Psychiater sein. Der Arzt fragte auch sogleich, als wäre er Freud selbst: »Warum hassen Sie Ihren Vater?«

Die Patientin war etwas verwirrt, und weil sie glaubte, der Arzt habe ihr Problem nicht richtig verstanden, wiederholte sie die Gründe für ihr nächtliches Kommen. Nachdem der Arzt ihre Klagen über große Traurigkeit und Hoffnungslosigkeit angehört hatte und sie von ihren Selbstmordgedanken sprach, wiederholte er seine Frage: »Warum hassen Sie Ihren Vater?« Nun fühlte sich die Patientin verunsichert und nicht ernst genommen. Sie entschuldigte sich und ging nach Hause zurück, um es am nächsten Tag bei einem anderen Psychiater zu versuchen.

Bei der Wahl der richtigen Psychotherapie geht es nicht so sehr darum, ob sie gut oder schlecht, sondern ob sie angemessen ist oder nicht. Auch die Fähigkeiten und das Gespür des Arztes sind von Bedeutung. Der verschlafene, übereifrige Bereitschaftsarzt wendete eine durchaus nützliche Methode der Psychotherapie falsch an. Zu einer anderen Zeit hätte die gleiche Frage der Patientin vielleicht weitergeholfen, etwa nach der ausführlichen Erforschung ihrer sozialen Beziehungen und auch erst dann, wenn sie bereit wäre, über die Frage nachzudenken. Der Therapeut hätte die Frage vielleicht vor dem Hintergrund vorausgegangener Gespräche stellen sollen, aufgrund deren er vermuten könnte, daß die Patientin Haßgefühle hegte. Auch dann müßte er sich ziemlich sicher sein, daß die Haßgefühle mit der Depression in Beziehung zu setzen sind. Vielleicht waren diese Gefühle ja nur eine interessante Beobachtung nebenbei, aber im Zusammenhang mit der Depression und den Beschwerden völlig ohne Belang.

Fragen wie diese dürften auch nur dann gestellt werden, wenn ein Patient dafür bereit ist. Um diesen Zeitpunkt bestimmen zu können, braucht der Therapeut Erfahrung und mehr Wissen über den persönlichen Hintergrund. Erst nach Prüfung dieser Bedingungen kann eine derart provokative Frage überhaupt eine therapeutische Wirkung erzielen. Ohne Kenntnisse dieses Hintergrunds ist eine solche Frage nichts als ein Versuch, den Patienten in eine vorgefaßte und schlecht ausgearbeitete Schablone zu pressen. Im geschilderten Fall verfehlte dieses Klischee seine Wirkung völlig, denn die Patientin zog es vor, nach Hause zu gehen und sich Gedanken über die Nützlichkeit der Psychiatrie im allgemeinen und die Kompetenz des betreffenden Psychiaters im besonderen zu machen.

Dem Patienten stehen – wie bereits erwähnt – verschiedene fachlich qualifizierte Hilfsangebote zur Verfügung, seien es Arzneimittel, psychiatrische oder ernährungsbezogene Methoden. Wie immer, wenn man zwischen mehreren Wegen zu wählen hat, gibt es vielleicht nicht nur eine einzige erfolgversprechende Lösung eines Problems.

Dies trifft auch auf die Behandlung von Depressionen zu. Innerhalb der drei genannten Gebiete gibt es verschiedene Denkrichtungen oder Schulen, ungeachtet dessen, ob ein Problem körperlicher oder seelischer Natur ist.

Psychotherapien gehen im wesentlichen davon aus, daß die Krankheit eines Patienten seelische Ursachen hat und die Behandlung sich deshalb auch mit seelischen Fragen auseinandersetzen muß. Der Patient wird mit zahlreichen Therapieformen konfrontiert, die diesem Ziel dienen. Die Behandlung kann in Form von Gruppensitzungen oder als Einzelgespräch stattfinden. Bei dieser Gelegenheit erzählt der Patient einem fast stummen Gegenüber alles, was ihm durch den Kopf geht, nur um am Ende erstaunt die Stimme des Therapeuten zu hören, der sagt, die Zeit sei um.

Bei Psychotherapien kann der Patient also wählen zwischen Gruppensitzungen und Einzelgesprächen. Auch in Gruppensitzungen mit wenigen oder vielen Patienten werden unterschiedliche Formen praktiziert. Manchmal diskutieren die Patienten mit dem Therapeuten innerhalb der Gruppe ihre Probleme, Gedanken, Empfindungen und mögliche Lösungswege und tauschen Erfahrungen und Vorschläge aus. Ständig wiederkehrendes Fehlverhalten oder krankhafte Einstellungen werden beleuchtet, mögliche Hilfen werden besprochen.

Anders ausgerichtete Therapeuten verzichten auf die Diskussion in der Gruppe, weil sie glauben, daß so erarbeitete verstandesmäßige Einsichten keine therapeutische Wirkung haben. Sie versuchen, den Gruppenmitgliedern eine Erfahrung zu vermitteln, die zu einer Lösung der seelischen Störung führt. Beispielsweise wird der Körperkontakt zwischen den Teilnehmern gefördert. Oder man ermutigt die Patienten dazu, ihren Gefühlen freien Lauf zu lassen – etwa durch Schreien.

Gruppensitzungen unterscheiden sich nicht nur in ihrer Zielsetzung, sondern auch im Zeitablauf. Herkömmliche Gruppensitzungen finden ein- bis dreimal wöchentlich statt. Es gibt aber auch Gruppen, deren Marathonsitzungen zwei bis drei Tage rund um die Uhr dauern. Daneben gibt es Gruppen, deren Teilnehmer alle etwas gemeinsam haben: sie bestehen entweder nur aus Familienmitgliedern, aus Jugendlichen oder Schizophrenen, um nur einige zu nennen. Sie bilden eine Gruppe, weil sie die gleichen Interessen oder Probleme haben, die Verfahrensweisen können dabei die gleichen sein wie die bereits beschriebenen, die sich mit folgenden Leitsätzen zusammenfassen ließen: »Wir lassen es raus« oder »Wir schreien, berühren uns oder machen Rollenspiele, um etwas zu verarbeiten«.

Eine andere Art der Gruppentherapie ist die Transaktionsanalyse (TA). Bei dieser Therapieform wird ein besonderes Vokabular verwendet. Die besondere Wirkung der TA liegt teilweise darin, daß die Sprache von Alltagswörtern abgeleitet ist und auch die Alltagsbedeutungen beibehält. Beliebte Begriffe sind »Eltern«, »Kind«, »Autorität«, die verschiedene Kräfte in uns darstellen und zu denen die Patienten ihre Gedanken und Gefühle äußern sollen. Die Transaktionsanalyse versucht, sämtliche Störungen des Gemüts, des Verhaltens oder der persönlichen Beziehungen als Störung des Gleichgewichts zwischen Eltern, Kind und Autorität zu verstehen. Erst die Wiederherstellung des Gleichgewichts zwischen den drei Kräften in uns kann die Gemütsverfassung, das Verhalten und die Beziehungen wieder ins Lot bringen. Die in der TA verwendeten Begriffe sind leicht verständlich und anwendbar. Schon nach einigen wenigen Sitzungen können Patienten sich selbst analysieren und aufkommende Probleme sofort beim Namen nennen. Der große Vorteil der TA beruht darauf, daß Patienten diese Form der Therapie täglich aufs neue und aus eigener Kraft fortsetzen können.

Einzeltherapien: Man unterscheidet analytische und nichtanalytische Einzeltherapien. Analytische Therapien tragen in der Regel den Namen einer Schule beziehungsweise Denkrichtung, aus der sie hervorgegangen sind. Ursprünglich gehen natürlich alle auf den Begründer der Psychoanalyse zurück, auf Sigmund Freud. Viele Schüler Freuds schlugen andere Richtungen ein, entwickelten neue Theorien, aus denen Therapien entstanden, die wiederum ihre Namen tragen. So spricht man heute zum Beispiel von den Anhängern Freuds, Jungs, Adlers und anderen, die folgten.

Freud galt damals als Genie. Er war innovativ, brilliant und genial. Auch seine Nachfolger, die eigene Schulen begründeten, waren klug, aber ihre Auffassungen ließen sich etwa vergleichen mit denen der Leute, die das ursprüngliche Rad sahen und sagten: »Ich glaube, es würde besser rollen, wenn es weich wäre« oder »Es wäre ansprechender, wenn es verziert wäre«. In manchem wurden Freuds Erkenntnisse durch seine Anhänger verfeinert und genauer definiert, gelegentlich auch verfälscht, aber alle nahmen für die Entwicklung ihrer eigenen Theorien Freud zum Ausgangspunkt.

Freud, der die Analyse zunächst aus Forschungsinteresse verfolgte, weniger aber als Therapie betrachtete, hatte die Vermutung, daß die Heilung vieler psychischer Störungen letztlich mit chemischen Mitteln zu erreichen sei. Er änderte aber auch schnell seine Meinung. Ständig verfolgte er neue Ideen und überdachte seine Theorien. Es bereitete ihm anscheinend Genugtuung, nie bei der zuletzt gefundenen Wahrheit stehenzubleiben. Nach seinem Tod trugen die Schüler Freuds seine Forschungsergebnisse zusammen und entwickelten so aus seinen »entweihten« Schriften die »Freudsche Psychoanalyse«, wie sie angeblich von ihm selbst zuletzt angewandt worden war. Was für ein Unrecht gegenüber den Leistungen eines großen Mannes!

Es wäre interessant zu wissen, in welche Bereiche das Genie Freud noch vorgedrungen wäre. So rasch, wie er seine Theorien entwarf und wieder verwarf, darf man sicher sein, daß Freud – wäre er noch am Leben – sich weit über die von ihm damals praktizierten psychoanalytischen Methoden hinaus entwickelt hätte.

Ich bin nicht der gleichen Meinung wie Freud-Kritiker, die verkünden: »Die Psychoanalyse ist tot, aber sie läßt sich nur widerwillig beerdigen.« Aber auch Analytiker, die strikt an alten und überkommenen Theorien festhalten, drehen sich damit selbst einen Strick, wenn ihre Arbeit nur begrenzten therapeutischen Wert hat. Auf einer Konferenz versuchten Psychoanalytiker vor einigen Jahren, die analytische Therapie zu definieren. Alles, worauf sie sich einigen konnten, war, daß man von einer Analyse ausgehen könne, wenn Arzt und Patient sich dreimal pro Woche träfen. Wegen der vielen praktischen Probleme (zum Beispiel die Anzahl der Treffen von Patient und Therapeut oder die Frage der oft für Patienten unerschwinglichen Honorare) gibt es kaum noch Psychiater, die ausschließlich analytische Therapien anbieten. Viele praktizieren deshalb Therapien mit analytischer Ausrichtung; dabei werden die Theorien der Analyse mit verschiedenen anderen Methoden kombiniert. Die Sitzungen finden vielleicht nur einmal pro Woche statt. Der Therapeut führt den Patienten bewußt an verschiedene Problembereiche heran. Diese Therapieform kann durchaus zu guten Ergebnissen führen, ihr Wert hängt aber in hohem Maß davon ab, wie geschickt der Therapeut sie handhabt und bei welchem Befund er sie anwendet.

Bei einer Einzeltherapie sollte man sich im allgemeinen auf eine Therapiemethode stützen, die dem Patienten Einsichten ermöglicht. Dahinter steht die Überzeugung, daß der Patient erst durch Erkennen der Wurzeln des Übels, der Ursachen einer Krankheit fähig wird, etwas dagegen zu tun. Manchmal hat man mit dieser Methode Erfolg. Tiefere Einsichten kann ein Patient meist nur gewinnen, wenn es gelingt, weit in die Vergangenheit vorzudringen und die dort lange verborgenen Dinge mit den akuten psychischen Störungen in Verbindung zu bringen. Diese Therapie kostet den Patienten viel Kraft, denn es ist anstrengend, sich mit seiner eigenen Vergangenheit auseinanderzusetzen. Wer dem nicht gewachsen ist, dem wird diese Therapie auch nicht helfen.

Andere Psychotherapien könnte man als stützend oder zielgerichtet einordnen. Es ist leicht zu erklären, was damit gemeint ist. Hier wird der Zustand des Patienten als vorübergehend angesehen. Der Arzt weiß aufgrund vergangener Erfahrungen mit seinem Patienten, daß nur eine vorübergehende Störung vorliegt. Als Beispiel kann Dennis genannt werden, ein junger Homosexueller, der zwei Jahre lang mit seinem Partner eine glückliche Beziehung hatte. In seiner Vergangenheit hatte sich gezeigt, daß er sich immer wieder aufrappelte, daß er mit seiner Intelligenz und Entschlossenheit es immer wieder schaffte, schwierige Zeiten durchzustehen. Als sein Partner ihn plötzlich verließ, ging es Dennis schlecht, er war verängstigt und depressiv. Er brauchte Unterstützung und Zuspruch, indem man ihm zeigte, daß man als Gesprächspartner für ihn da war. Wenn man ihm zugehört hatte, wenn er sich beruhigt hatte und aufnahmebereit war, mußte man ihm immer wieder vor Augen führen, daß er ein wertvoller Mensch sei, daß er schon viele Tiefpunkte in seinem Leben bewältigt habe und auch aus diesem Tief herauskommen würde. Manche Patienten brauchen einfach jemanden, der für sie da ist und ihnen zuhört. Andere schöpfen Kraft aus dem neuen Selbstvertrauen, das sie während der Therapiegespräche gewinnen.

Es ist schwierig zu entscheiden, welche der verschiedenen Psychotherapien mehr bewirkt: eine Therapie, die auf die Einsichten des Patienten hinarbeitet, oder eine Therapie mit unterstützendem Charakter. Gesprächsorientierte Therapien verdanken ihren Erfolg hauptsächlich der unterstützenden Funktion der Beziehung von Arzt und Patient.

Dennis brauchte nicht nur Unterstützung, sondern auch leichte Führung. Er mußte unbedingt sein Studium abschließen, zumal er nur noch einige Prüfungen bis zu seinem Abschlußexamen machen mußte und dafür noch fünf Wochen Zeit hatte. Indem man ihm dieses Ziel bewußtmachte, konnte man eine gewisse Richtung in seine verwirrte Sichtweise bringen. Dennis erhielt den Rat, immer eines nach dem anderen zu tun und immer nur im Heute zu leben, bis er sich besser fühlte. Dies war also nichts anderes, als sein scheinbar unüberwindbares Problem in eine Folge von für ihn lösbaren Teilschritten zu zerlegen.

Neben den Analytikern, die zusätzlich zur Grundausbildung aller Psychiater die Analysemethode einer bestimmten Schule erlernt haben und praktizieren, gibt es eine Mehrheit von Psychiatern, die keiner bestimmten Schule angehören. Die meisten Psychiater wenden in der Psychotherapie ausgewählte Methoden der verschiedensten Schulen an. Solche eklektischen Psychiater sind nicht an starre Lehren einer Denkrichtung gebunden. Viele Psychiater halten sich heute an dieses Prinzip.

Elektrokrampftherapie (EKT)

Wenn andere Methoden zur Heilung einer Depression versagt haben oder ein Patient extrem selbstmordgefährdet ist, empfiehlt sich gegebenenfalls die ältere Elektrokrampftherapie oder Konvulsionsbehandlung. Wer sie erfunden hat, verdient eigentlich eine Medaille. Wer ihr aber diesen Namen gegeben hat, hat eine unglückliche Wahl getroffen. Wie soll man sie Patienten empfehlen, ohne das Bild einer gruseligen mittelalterlichen Folterkammer heraufzubeschwören?

Genau diese Vorstellung scheinen viele Patienten und ihre Angehörigen zu haben, wenn die Elektrokrampftherapie erwähnt wird. Man muß sich als Arzt bewußt sein, daß vor der Anwendung dieser Behandlungsmethode gewisse Hemmschwellen überwunden werden müssen.

Das Verfahren hat sich im Lauf der Jahre verändert. Bevor man mit bestimmten Medikamenten zur Muskelentspannung der Krampfbehandlung ihre gefährlichen Begleiterscheinungen nehmen konnte, stellten Knochenbrüche die größte Komplikation dar. Durch die künstlich erzeugten Krampfanfälle traten Knochenbrüche auf; auch das Fixieren des Patienten auf dem Behandlungstisch konnte weitere Frakturen verursachen. Heute ist die Elektrokrampftherapie nur noch in Verbindung mit Medikamenten zur Muskelentspannung denkbar, da sie so am besten steuerbar ist.

Nach intravenöser Verabreichung eines Barbiturats fällt der Patient in tiefen Schlaf. Über dieselbe Vene erhält er anschließend ein muskelentspannendes Mittel. Erst in völlig entspanntem Zustand erhält der Patient den elektrischen Impuls, der bei richtiger Dosierung des Entspannungsmittels sich äußerlich sichtbar nur noch in leichten, rhythmischen Bewegungen der Zehen auswirkt. War die Dosis des Muskelrelaxans zu hoch, löst der elektrische Reiz Gänsehaut aus, und die Pupillen sind vergrößert. Vor der Abgabe des elektrischen Impulses sowie nach der konvulsiven Reaktion erhält der Patient Sauerstoff. Insgesamt beträgt die Dauer des Schlafs meist weniger als fünf Minuten. Beim Aufwachen ist der Patient verwirrt; dieser Zustand kann einige Stunden anhalten. Er fühlt sich meist so erschöpft, daß er weitere 20 bis 30 Minuten schlafen sollte.

Die Elektrokrampftherapie wird normalerweise sechs- bis zehnmal durchgeführt. Manchmal reichen bereits weniger als sechs Behandlungen aus, gelegentlich sind auch mehr erforderlich. Die Häufigkeit der Anwendung kann unterschiedlich sein, sie kann von mehrmals täglich bis einmal pro Tag reichen, die meisten Ärzte wenden sie aber dreimal pro Woche an. Veraltete Theorien, wonach der Dreitagerhythmus gewählt worden sei, weil bei gesunden Menschen Orgasmen etwa mit der gleichen Häufigkeit erfolgten oder weil die Elektrokrampftherapie eine Art Ersatz für den Geschlechtsakt sei, führten den Erfolg der Behandlung auf diese Funktion zurück. Kaum einer schenkt dieser Theorie heute noch Glauben, doch der Behandlungsrhythmus von drei Tagen pro Woche wurde beibehalten, da er sich bewährt hat.

Manche Patienten fühlen sich zu alt oder zu krank, um sich einer Elektrokrampftherapie zu unterziehen. Die einzige bekannte Gegenanzeige für eine EKT ist ein Hirntumor. Bei einigen Patienten mit Hirntumoren trat nach der Schocktherapie der Tod ein, der in allen Fällen auf die Elektroschocks selbst, nicht aber auf die Narkosemittel zurückzuführen war. Ein Hirntumor nimmt Platz im Gehirn ein und schränkt dadurch den von den Schädelknochen begrenzten Raum im Gehirn ein. Die EKT kann eine Schwellung des Tumors auslösen, die dazu führt, daß ein schädigender Druck auf wichtige Hirnregionen ausgeübt wird. Gegenanzeigen der EKT liegen für keinen anderen Zustand vor. Ist ein Patient allerdings körperlich so krank, daß die Gefahren, die von einer Narkose ausgehen, größer sind als die der Schockbehandlung selbst, muß der behandelnde Arzt dieses Risiko durch eine nüchterne Abwägung möglichst gering halten.

Als Beispiel sei eine Frau Mitte Dreißig genannt, die sich in einem schlechten Gesundheitszustand befand. Sie hatte zwei künstliche Herzklappen bekommen und mußte nach postoperativen Komplikationen wiederholt operiert werden. Sie blieb mehrere Wochen auf der Intensivstation, wo sie nach einiger Zeit die Vorstellung entwickelte, sie sei in einem Konzentrationslager und werde von den Nazis verfolgt, die auch ihr Essen vergifteten. Daher verweigerte sie jedes Essen und Trinken und leistete tatkräftigen Widerstand gegen Medikamente und künstliche Ernährung. Da sie immer mehr an Gewicht verlor und unzureichend medikamentös versorgt war, wurde sie nach Absprache mit den behandelnden Ärzten einer Elektrokrampftherapie unterzogen, da dies der einzige Weg schien, eine weitere Verschlechterung ihres Zustands zu verhindern.

Es kam zu keinerlei Komplikationen, und der Verlauf war vollkommen normal. Bald glaubte die Patientin nicht mehr, vergiftet zu werden, aß wieder und ließ sich ihre Medikamente verabreichen. Sie nahm wieder zu und wurde fast ganz gesund. Sie fiel nie wieder in ihren Verfolgungswahn zurück und konnte das Krankenhaus verlassen und wieder ihrer Hausarbeit nachgehen. Einige neurotische Störungen, die schon jahrelang vorhanden waren, verloren sich jedoch nicht.

Die Entwicklung der Elektrokrampftherapie ist typisch für die Wissenschaft. Eine wirksame Behandlungsmethode gründete sich auf falsche Voraussetzungen. Einige Kliniker hatten beobachtet, daß Epileptiker niemals die gleichen Symptome aufwiesen wie schizophrene Patienten. Man nahm an, daß Epileptiker durch ihre Krampfanfälle auf irgendeine Weise vor den schizoiden Symptomen geschützt seien. Daraus zog man den Schluß, daß man eine Schizophrenie durch Krämpfe heilen könnte. Diese Theorie wurde über mehrere Jahre und auf verschiedene Weisen getestet. Zunächst mußte man eine Methode finden, mit der Krampfanfälle ausgelöst werden konnten. Das Spritzen oder Inhalieren von Medikamenten erwies sich zwar als wirksam, hatte aber einen Nachteil: es war nicht vorhersehbar, wann der Krampfanfall auftreten würde. Es war aber erforderlich, den Krampfanfall zu einem genau festgelegten Zeitpunkt zu erzeugen, da der Patient während des Krampfs beobachtet werden mußte und zudem eine Verletzungsgefahr bestand.

In den 30er Jahren entwickelten die italienischen Wissenschaftler Cerlitti und Bini eine Methode, bei der für kurze Zeit starke elektrische Stromstöße durch das Hirn geleitet wurden. Dadurch ließ sich ein Krampf (Konvulsion) zu einem festgelegten Zeitpunkt erzeugen. Der Krampfanfall trat ein, sobald die elektrische Spannung angelegt wurde. Diese Methode wird daher noch heute im wesentlichen bei akuter Schizophrenie und schwerster Depression angewandt.

Man hatte wiederholt beobachtet, daß die seltsamen Symptome bei Schizophrenie auf Elektroschocks reagierten. Die Theorie, daß Epileptiker keine schizophrenen Symptome aufweisen können, wurde dagegen widerlegt. Tatsächlich tritt auch bei Epileptikern eine Schizophrenie auf.

Über die Gründe für die Wirksamkeit der EKT gibt es unterschiedliche Ansichten. Die Theorien reichen von psychoanalytischen Erklärungen (der Patient möchte bestraft werden) bis hin zur biochemischen Deutung, wie die sogenannten Neurotransmitter durch elektrische Impulse verändert werden. Wenngleich auch weitgehende Uneinigkeit über das Wirkungsprinzip der EKT herrscht, ist man sich zumindest über deren erfolgreiche Wirkung einig.

Über einige Nebenwirkungen sollte der Patient informiert werden. Nach der ersten Behandlung kann es zu Muskelkater, besonders in der Kiefer- und Nackenmuskulatur, kommen, der bis zu 24 Stunden anhält. Unangenehm sind manchmal Kopfschmerzen, Übelkeit und Erbrechen. Sie werden meist auf die den Elektroschocks vorausgehenden Medikamentengaben zurückgeführt. Andere Medikamente können diese Folgen abmildern, gegebenenfalls müssen die vor dem elektrischen Impuls verabreichten Arzneimittel gegen andere ausgetauscht werden.

Gelegentlich auftretender Gedächtnisverlust ist der am wenigsten erwünschte Nebeneffekt.

Normalerweise ist der Gedächtnisverlust nur vorübergehend; er fällt – je nach Alter des Patienten und Häufigkeit der Behandlung – unterschiedlich aus. Sieben bis zehn Tage nach der letzten Behandlung ist die ursprüngliche Gedächtnisleistung wiederhergestellt. Es kommt vor, daß technische Informationen neu erlernt werden müssen; dies kann meist durch kurzes Durchsehen von Lernmaterial erreicht werden. Der Patient muß sich auch Namen von Personen oder Telefonnummern neu einprägen. Der Gedächtnisverlust schreitet im Verlauf der Behandlung fort und nimmt mit jeder Behandlung leicht zu. Bei den meisten Patienten bleibt etwa ab der vierten Behandlung täglich ein geringer Gedächtnisverlust zurück, obwohl er das Gedächtnis meist innerhalb weniger Stunden wieder voll zurückerlangt hatte.

Nicht wieder umkehrbar ist der Gedächtnisverlust bei Patienten, die bereits Vorschädigungen aufgrund anderer Erkrankungen des Gehirns wie etwa Verkalkung der Hirnarterien hatten. In solchen Fällen kann der Gedächtnisverlust schnell und heftig auftreten und von Dauer sein. Daher muß die EKT bei Patienten mit Zeichen von Erkrankungen des Gehirns mit äußerster Sorgfalt angewendet werden.

Es wurden verschiedene Methoden getestet, um einen Gedächtnisverlust zu verhindern, so etwa unterschiedlich starke elektrische Ströme. Die jüngste erfolgreiche Methode in dieser Richtung heißt unilaterale beziehungsweise einseitige EKT. Dabei wird der elektrische Reiz, anders als sonst üblich, nur auf einer Seite des Kopfs ausgelöst. Das menschliche Gehirn hat eine dominante und eine nichtdominante Hälfte (Hemisphäre). Welche Hemisphäre dominant ist, läßt sich anhand einiger Tests beantworten: Ist zum Beispiel jemand Rechts- oder Linkshänder; welcher Fuß wird beim Fußball vorwiegend benutzt; mit welchem Auge schaut jemand durch ein Loch in einem Stück Papier? Wird bei diesen Tests die rechte Körperseite benutzt, ist die linke Hemisphäre dominant und die rechte nichtdominant. Die linke Hemisphäre steuert die rechte Körperhälfte und umgekehrt. Wenn der Arzt die dominante und die nichtdominante Hemisphäre kennt, werden an der nichtdominanten Seite des Gehirns die elektrischen Impulse angelegt. Die Gedächtnisstörung nach dem EKT fällt dadurch geringer aus. Es ist nicht immer leicht festzustellen, welche Hirnhälfte dominant ist, und der Arzt sollte sich dessen bewußt sein. Bei einer richtigen einseitigen Stimulierung wachen die Patienten ohne Gedächtnisverlust auf und können meist bereits nach wenigen Stunden ihre Arbeit wiederaufnehmen. Sie zeigen auch keine sonstigen Auffälligkeiten, etwa die eintägige Verwirrtheit, die nach zweiseitiger (bilateraler) Anwendung der EKT üblich ist.

Die einseitige Elektrokrampftherapie ist zwar wirksam, sie erfordert aber eine häufigere Behandlung als die zweiseitige Therapieform. Da jedoch kein Gedächtnisverlust zu erwarten ist, kann die Behandlung täglich erfolgen und die Besserung leicht beschleunigt werden. Bei stationärer Behandlung läßt sich dadurch die Aufenthaltszeit verringern, die Behandlung muß aber unter Umständen nach der Entlassung ambulant fortgesetzt werden. Auch eine Kombination aus ein- und zweiseitiger EKT ist möglich. Manchmal wird die Methode auch gewechselt, je nachdem, wie der Patient darauf anspricht oder wie erheblich der Gedächtnisverlust ist.

Nebenwirkungen können auftreten, sind aber selten. Bei einem geringen Prozentsatz schizophrener Patienten verstärken sich die Symptome nach der Behandlung. Dies stellt den Arzt vor eine schwierige Entscheidung, da er die EKT bei einer Verschlechterung der Schizophrenie eigentlich fortsetzen müßte. Sind die schizophrenen Symptome jedoch die Folge des von der EKT herbeigeführten Gedächtnisverlusts, muß die Behandlung sofort abgebrochen werden. Diese Nebenwirkung scheint nur bei einigen wenigen schizophrenen Patienten nach dieser Behandlung aufzutreten.

Wie bereits beschrieben, werden die schwereren Nebenwirkungen der EKT von den narkotisierenden und muskelentspannenden Medikamenten ausgelöst. Eine kleine Zahl von Patienten reagiert auf diese Medikamente mit ernsthaften Symptomen, selten sogar mit dem Tod. Solche Folgen stellen aber nur eine statistische Wahrscheinlichkeit dar. Wenn man auf die Risiken der Behandlung hinweist, heißt dies noch nicht, daß die befürchteten Nebenwirkungen in jedem Fall eintreten werden. Es ist zum Beispiel auch gefährlich, zur Hauptverkehrszeit mit einem Auto auf einer vielbefahrenen Straße zu fahren. Trotzdem haben Millionen von Menschen dies bereits ohne die geringsten Zwischenfälle getan. Ebenso ist bei narkotisierenden Medikamenten die Wahrscheinlichkeit von schwerwiegenden Folgen gegeben, sie ist jedoch sehr niedrig.

Der Patient und seine Familienangehörigen sollten genau darüber aufgeklärt werden, was auf sie zukommt. Zeigt sich eine Besserung, gibt es dafür sichere Anzeichen. Bereits ein kurzer Zeitraum von Minuten oder Stunden nach der Behandlung, in dem der Patient Erleichterung empfindet, kann ein gutes Zeichen sein. Normalerweise dauern diese Phasen der Besserung nach jeder Behandlung länger, aber erst nach der dritten oder vierten Anwendung hält die Beschwerdefreiheit bis zum nächsten Tag an. Nach der ersten Reaktion werden die Behandlungen fortgesetzt. Wenn die Besserung beispielsweise nach der vierten Behandlung bis zum folgenden Tag dauert und die subjektiven und objektiven Symptome der Depression nachlassen, beendet man normalerweise die Therapie nach der sechsten Behandlung. Manchmal werden die noch vorgesehenen Schockbehandlungen auch in größeren als Zweitagesabständen fortgesetzt.

Bei ambulanter Behandlung sollte der Patient begleitet werden, da es zu einem Gedächtnisverlust kommen kann und der Patient nicht Auto fahren darf und anschließend auch Betreuung braucht. Der Patient sollte mehrere Stunden vor der Behandlung nüchtern sein und auch nichts trinken. Normalerweise findet die Behandlung am Vormittag, in Ausnahmefällen aber auch nachmittags statt.

Über einen möglichen Gedächtnisverlust oder andere Veränderungen während der Therapie sollten Patienten und ihre Angehörigen aufgeklärt werden, damit sie angemessen damit umgehen können.

Ein berechtigter Einwand gegen die Elektrokrampftherapie ist die Tatsache, daß die Besserung manchmal nur von kurzer Dauer ist. Ebenso beunruhigend ist der geringe Prozentsatz von Patienten, der überhaupt nicht auf die Behandlung reagiert. Wenn eine Reaktion eintritt – und sei sie von noch so kurzer Dauer –, kann die Behandlungsmethode leicht abgeändert werden und doch vielen Menschen helfen. Man führt dann die Elektrokrampfbehandlung regelmäßig auf unbestimmte Zeit fort, zunächst einmal pro Woche, dann einmal innerhalb von vier bis sechs Wochen, um die erzielte Wirkung zu erhalten. Dies hat sich bewährt, wenn die Elektrokrampftherapie zwar eine Wirkung, aber keine anhaltende Besserung zeigt.

Die EKT bleibt ein wirksames therapeutisches Instrument, das bisher nicht vollständig durch andere Methoden ersetzt wurde. Bei richtiger Anwendung ist sie in zahlreichen Fällen sicher und erfolgreich. Die Reaktion erfolgt verhältnismäßig schnell, was besonders für depressive Patienten wichtig ist, die ihrem Leidensdruck nicht mehr länger standhalten können.

Teil 5

Wer kann helfen?

Die richtige Arztwahl

Wer depressiv ist, kann seine Energie kaum für eine aufwendige Suche nach dem richtigen Arzt aufwenden. Es lohnt sich dennoch, einige Zeit darauf zu verwenden, denn eine gute Wahl zahlt sich womöglich durch eine schnellere Genesung aus. Zunächst muß man sich fragen, ob ein Arzt aufgesucht werden muß. Dabei ist folgendes zu beachten:

1. Wie schwer sind die Depressionen?
2. Wie lange halten die Depressionen bereits an?
3. Welche Symptome sind aufgetreten (zum Beispiel Appetitlosigkeit, Selbstmordgedanken)?
4. Welche Erfahrungen haben Sie in der Vergangenheit mit Depressionen gemacht?

Sind die gegenwärtigen Depressionen nicht sehr stark und gab es bisher keinerlei psychische Störungen, ist professionelle Hilfe vielleicht nicht unbedingt erforderlich. Jeder Mensch leidet gelegentlich unter kurzzeitigen Depressionen. Normalerweise gehen sie nach einigen Wochen oder Tagen vorbei. Empfindet jemand dauernd ausgesprochene Traurigkeit und den Wunsch, sich umzubringen, und gibt es zudem keine Anzeichen von Besserung, dann ist ärztliche Hilfe unbedingt nötig.

Zögert der Kranke den Arztbesuch hinaus, weil er vielleicht schon schlechte Erfahrungen gemacht hat, sollten sich Familienangehörige um ihn bemühen. Gibt es eindeutige seelische Ursachen für die Depression – und dies ist zweifellos für Laien schwer zu beurteilen –, sollte vom Arzt eine Psychotherapie vorgeschlagen werden. Die von ihrem Mann verlassene Ehefrau, der vor dem finanziellen Ruin stehende Unternehmer, der mittellose Student sind Beispiele solcher Fälle mit seelischen Ursachen. Es besteht aber auch die Gefahr, daß bei vermuteter Depression immer eine Ursache gefunden werden kann, die auf ein seelisches Problem hinweist. Kommt es immer wieder zu Depressionen, ohne daß jedesmal eine seelische Ursache zugrunde liegt, hat das Problem vielleicht eher medizinische Ursachen.

Viele Patienten mit ständig wiederkehrenden, starken Depressionen äußern wiederholt das Gefühl, daß mit ihrem Körper etwas nicht stimme. Man sollte dem intuitiven Gefühl der Patienten Bedeutung zumessen und in solchen Fällen auch nach körperlichen Ursachen forschen.

Psychotherapien unterscheiden sich im gleichen Maß wie die möglichen Arzneimittelbehandlungen. In größeren Städten gibt es oft Anlaufstellen, die über Verzeichnisse von Psychiatern und die von ihnen angewandten Methoden verfügen. Über sie oder über andere lokale Beratungsstellen erfährt man Namen von Ärzten und deren besondere Spezialisierung.

Auch wenn man schon eine genaue Vorstellung von einer bestimmten Behandlungsmethode hat, muß man doch dem Arzt die Entscheidung überlassen. Bei der Megavitamintherapie braucht der Körper, wie bereits beschrieben, eine gewisse Zeit, um sich an die neue Ernährung beziehungsweise die Nahrungszusätze zu gewöhnen. Auch Arzneimittel wirken oft erst nach gewisser Zeit, ebenso die Psychotherapie. Erzwingen läßt sich nichts. Die gewählte Behandlung muß nicht unmittelbar zur Besserung führen, aber sie sollte sinnvoll sein. Bei jeder Behandlung – egal, ob durch Gespräche, Arzneimittel oder Diäten – sollte man sich aber wohl fühlen. Empfindet man die Behandlung nur als Zeitverschwendung und ist davon überzeugt, daß sie unangemessen ist, behindert dies eine Besserung. Man braucht in jedem Fall Geduld, denn depressiv wird man nicht über Nacht. Und gesund wird man ebenfalls nicht über Nacht.

Mit der Hilfe und Unterstützung von Familie und Freunden, durch den Hausarzt oder andere Vertrauenspersonen wird sich der richtige Psychotherapeut finden. Angesichts der vielfachen ärztlichen Hilfsangebote sollte niemand länger von Depressionen gequält werden. Depression ist schließlich kein unabwendbares Schicksal, Hilfe ist in greifbarer Nähe.

Welche Hilfsangebote gibt es?

Hat man sich einmal durchgerungen, ärztliche Hilfe zur Überwindung der eigenen Depression in Anspruch zu nehmen, stellt sich die Frage nach der richtigen Hilfe. Depressive Menschen und ihre besorgten Familien treffen solche Entscheidungen nur schwer, weil sie nicht wissen, an wen sie sich wenden können.

In kleinen Gemeinden ist die Auswahl auch nicht groß. Dort gibt es nur selten die Hilfsorganisationen, Therapeuten und Ärzte, die in großen Städten zur Verfügung stehen. Die folgenden Hinweise können hier vielleicht helfen und die Entscheidung erleichtern.

Selbsthilfegruppen. Sie setzen sich meist aus Menschen zusammen, die eigene Erfahrungen mit verschiedenen seelischen Problemen gemacht haben und nun anderen helfen möchten. Die Treffen werden von einem der Mitglieder geleitet, wobei ein Arzt hinzugezogen werden kann. Bevor man sich für eine Selbsthilfegruppe entscheidet, ist es ratsam, einigen Sitzungen als Beobachter beizuwohnen. Der Sinn der Sitzung sollte klar erkennbar sein und zu den eigenen Problemen in Bezug stehen.

Man sollte sich bewußt sein, daß jede Gruppe eine eigene Persönlichkeitsstruktur hat. Auch wenn vielleicht sinnvolle Gespräche stattfinden, kann es doch sein, daß man die Menschen in der Gruppe nicht mag. In diesem Fall empfiehlt es sich, eine andere Gruppe mit ähnlichen Zielsetzungen zu suchen. Dazu gehören zum Beispiel die *Emotional Health Anonymous.* Die Organisation ist in den USA verhältnismäßig klein. In Europa gibt es eine ähnlich Organisation, die sich EA nennt. Ihre Kontaktstellen: Emotions Anonymous (EA), Katzbachstr. 33, 10965 Berlin, Tel. 030/7867984; EA Kontaktstelle Schweiz, Postfach 228, CH-4016 Basel, Tel. 061/255680.

Weitere Auskünfte sind zu erhalten über die Deutsche Arbeitsgemeinschaft Selbsthilfegruppen, Friedrichstr. 28, 35392 Gießen,
Tel. 0641/ 7022478.

In vielen Städten ist mittlerweile die Telefonseelsorge zu einer wichtigen Institution geworden. Sie ist ein häufig rund um die Uhr besetzter telefonischer Notruf. Wer depressiv ist, sich vielleicht mit Selbstmordgedanken trägt und nicht weiß, an wen er sich wenden kann, kann dort anrufen; das ist vielleicht der erste Schritt zu tiefgreifender Hilfe.

Therapeuten, die keine Ärzte sind. Viele gute Therapeuten haben keine entsprechende medizinische Ausbildung. Auch Psychologen, Sozialarbeiter oder Geistliche wurden für den Umgang mit verzweifelten Menschen geschult. Manche Ärzte raten von Psychotherapien durch Personen ohne medizinische Ausbildung ab, wenn sie das Gefühl haben, die Depression habe einen medizinischen Hintergrund und ein qualifizierter, medizinisch ausgebildeter Arzt könne die Krankheit besser behandeln.

Nicht medizinisch ausgebildete Therapeuten sind sich möglicher medizinischer Krankheitsursachen meistens sehr bewußt und schlagen den Patienten häufig eine ärztliche Untersuchung vor oder arbeiten mit einem Arzt zusammen. Man kann die Kompetenz eines Therapeuten nicht aufgrund seines Zeugnisses beurteilen. Die Ironie dieser Kontroverse um die Ausbildung von Therapeuten wird offensichtlich, wenn man sich vor Augen hält, wie wenig Aufmerksamkeit fachlich ausgebildete Psychotherapeuten oft den möglichen medizinischen Ursachen von seelischen Problemen widmen.

Klinisch-psychologische Therapeuten. Die zahlreichen Möglichkeiten der psychiatrischen Behandlung von Depressionen lassen sich in zwei Felder einteilen, in körperliche (physische) und seelische (psychologische) Behandlungsmethoden. Beim psychologischen Ansatz werden seelische Krankheitsursachen angenommen. Man glaubt, das Problem durch die eine oder andere Form der Gesprächstherapie lösen zu können und dadurch die Depression zu lindern oder zu heilen.

Wie bereits erwähnt wurde, gibt es viele verschiedene Theorien über Depressionen und zahlreiche Nebenformen der möglichen Behandlungstechniken. Manche psychologischen Theorien halten die Verlusterfahrung für die Ursache von Depressionen; andere konzentrieren sich auf die Wut, von der man annimmt, daß Patienten sie gegen sich selbst richten. Die Behandlung reicht von der klassischen Freudschen Psychoanalyse bis hin zu den verschiedenen Arten der Gruppentherapie. Jede dieser Theorien und jede der Behandlungen geht aber von der Grundannahme aus, daß die Störung, die zur Depression geführt hat, in der Psyche des Menschen begründet ist.

Einer gegenteiligen Auffassung zufolge werden körperliche Ursachen als Auslöser der Depression betrachtet. Anhänger dieser Theorie behandeln die körperlichen Beschwerden des betroffenen Patienten. Meist wird jedoch keine organische Ursache gefunden. Einige Ursachen für Depressionen sind aber bekannt. So weiß man zum Beispiel, daß eine Störung der

Schilddrüsenfunktion zu Depressionen führen kann. Diese Störung wird aber meist nicht vom Psychiater, sondern vom Hausarzt erkannt. Wie bereits erwähnt wurde, verursacht auch ein als Pellagra bekannter Niazinmangel Depressionen. Die Krankheit tritt heute angeblich nur noch selten auf, manche Ärzte glauben jedoch, daß Depressive an einer subklinischen Form von Pellagra leiden. Diese Patienten zeigen zwar nicht alle typischen Pellagrasymptome, sondern nur einige der von einem Niazinmangel verursachten Symptome.

Zum Glück wurden bereits einige Behandlungsmethoden entwickelt, noch bevor die Krankheitsursachen bekannt waren. Am häufigsten werden Psychopharmaka verordnet, während die Elektrokrampftherapie immer seltener wird. Man weiß heute zwar, wie diese Methoden die chemischen Vorgänge im Körper beeinflussen, die genauen biochemischen Abläufe im Körper depressiver Menschen sind jedoch auch weiterhin unklar. Dies gilt insbesondere für Neurotransmitter, die für die Reizleitung von einer Nervenzelle zur nächsten verantwortlich sind.

Ein Schwerpunkt der Forschung ist die Suche nach dem Zusammenhang zwischen seelischen Störungen und ihren biochemischen Ursachen. Eine genaue Bestimmung der medizinischen oder biochemischen Ursachen für Depressionen steht noch aus. Wie an zahlreichen Fallbeispielen gezeigt werden konnte, stellt die Ernährungstherapie – besonders die Behandlung einer Hypoglykämie durch Vitamine und eine spezielle Diät – die am stärksten vernachlässigte Form der Behandlung dar.

Es geht aber in der Behandlung von Depressionen nicht um eine isolierte Betrachtung der medizinischen oder psychologischen Ursachen. Es gibt zahlreiche Arten der Depression, und bei jedem Menschen äußert sie sich anders. Aus diesen Gründen muß ein Therapeut – auch wenn er noch so geschickt die Methoden einer bestimmten Schule anwendet – auch für alternative Therapieformen offen sein, damit er seinen Patienten die bestmögliche Hilfe anbieten kann.

Karen Acuff / Hans Finck
Die Anti-Hefepilz-Diät
Vitalkost gegen Candida albicans.
Ca. 120 Seiten. Pbck.
ISBN 3-431-03355-5.

Jutta Altmann-Brewe
Zeitbombe Amalgam
Leitfaden zur Selbsthilfe für Amalgam-
und Zahnmetallgeschädigte.
2. Auflage. 160 Seiten, mit zahlr. Abbildungen. Pbck. ISBN 3-431-03342-3.

Manfred Backhaus
Naturheilmittel gegen Umweltgifte
Umweltbedingte Krankheiten.
140 Seiten. Pbck. ISBN 3-431-03051-3.

Dr. med. Bernard A. Bäker
**Migräne und Kopfschmerzen
sind heilbar**
4. Auflage. 120 Seiten. Pbck.
ISBN 3-431-02032-1.
Erfolge aus einer 25jährigen Praxis in
der Kopfschmerzbehandlung.

Dr. med. Bernard A. Bäker
Die verrückte Bandscheibe
Wirbelsäulenbeschwerden und ihre
Behandlung.
5. Auflage. 112 Seiten mit Abbildungen.
Pbck. ISBN 3-431-02194-8.

Diana Benzaia
Kleiner Biß mit bösen Folgen
Erkennung, Verhütung und Behandlung
von Zeckenkrankheiten.
136 Seiten. Pbck. ISBN 3-431-03343-1.

Dr. Günter Ernst / Dr. Dieter Weinert /
Hans Finck
Dem Manne kann geholfen werden
Leitfaden zur wirksamen Hilfe und Be-
handlung bei Potenzstörungen.
96 Seiten. Pbck. ISBN 3-431-03286-9.

Hans Finck
Freundliche Bakterien
Die lebenden Pillen.
Neue Wege einer sanften Therapie
durch Symbioselenkung.
2. Auflage. 112 Seiten. Pbck.
ISBN 3-431-03195-1.

Lyn Frederickson
Wenn das Herz nicht klappt
Das Mitralklappen-Proplaps-Syndrom-
Selbsthilfeprogramm.
Ca. 160 Seiten. Pbck.
ISBN 3-431-03357-1.

Manfred Fritsch
Gefahrenherd Mikrowellen
Infarktrisiko und Gesundheitsgefahr
durch Sendeanlagen, Mobilfunk und
Mikrowellenherde. Der lebensbedro-
hende Elektrosmog.
272 Seiten. ISBN 3-431-03345-8.

Manfred Fritsch
**Ein Leben unter Spannung –
krank durch Elektrizität**
Der alltägliche Elektrostreß.
Schutz vor Elektrosmog.
Ca. 160 Seiten. Pbck.
ISBN 3-431-03359-8.

Heide-Marie Karin Geiss
Schuppenflechte/Psoriasis
104 Seiten. Pbck. ISBN 3-431-03124-2.
Alternative Heilungsmöglichkeiten für
Millionen von Betroffenen.

Michael A. Grenzebach
Medizinische Haar-Analyse
Diagnose von Mineralienmangel.
2., veränderte Auflage. 152 Seiten mit
70 Abb. Pbck.
ISBN 3-431-02735-0.

Dorothy Hall
Handbuch Irisdiagnose
Das Auge als Spiegel der Gesundheit.
192 Seiten mit zahlr. Abbildungen.
ISBN 3-431-03315-6.

Antje Köppern
Alptraum Müdigkeit
Das Symptom und was man dagegen
tun kann.
160 Seiten. ISBN 3-431-03314-8.

Ratgeber Ehrenwirth

Peter Köster
Die Biochemische Hausapotheke
96 Seiten. Pbck.
ISBN 3-431-03061-0.
Das Buch erklärt Anwendung und Wir-
kung der 12 für den Körper wichtigen
Mineralsalze und ihre biochemischen
Funktionen im Haushalt des Menschen
(nach Dr. Schüßler).

Michael Krüger
Neurodermitis
Ein Selbsthilfebuch.
136 Seiten mit Abbildungen. Pbck.
ISBN 3-431-03220-6.

Dr. med. Harold H. Markus/Hans Finck
**Ich fühle mich krank
und weiß nicht warum**
Candida albicans – die maskierte
Krankheit. Mit Hefepilz-Kontrolldiät.
12. Auflage. 96 Seiten. Pbck.
ISBN 3-431-03077-7.

Harold H. Markus/Hans Finck
Warum fühle ich mich ständig krank?
Das Schimmelpilzproblem, Pilze als
Auslöser von Haut-, Darm- und Atem-
wegserkrankungen, neue Therapien
gegen Neurodermitis, Colitis ulcerosa,
Morbus Crohn
3. Auflage. 112 Seiten. Pbck.
ISBN 3-431-03222-2.

Dr. Michèle Markus/
Alexander Hoffmann
SOS aus dem Innenohr
Das heimtückische Ohrenrauschen.
Heilung bei Tinnitus.
Ca. 160 Seiten. Pbck.
ISBN 3-431-03360-1.

Dr. Reiner Matheis
Heuschnupfen
Psychosomatische Zusammenhänge
und Behandlung.
2. Auflage. 128 Seiten mit Abbildungen.
Pbck.
ISBN 3-431-02734-2.

Richard J. Millard
Vom Drang zur Pein
Blasenkontrolle als Selbsthilfe für sie
und ihn.
96 Seiten. Pbck. ISBN 3-431-03212-5.

Dr. med. Jugoslav Radisic
Krampfadern
Ursachen und Behandlung.
56 Seiten mit vielen Fotos und Zeich-
nungen. Pbck.
ISBN 3-431-03144-7.
Ermutigung zu frühzeitiger Behandlung.

Dr. Ingeborg Schindler
**Handbuch für den Alltag bei
Neurodermitis und begleitenden
Allergien**
Aus der Praxis einer erfahrenen Ärztin
und Allergologin.
120 Seiten mit zahlreichen zum Teil
vierfarbigen Abbildungen. Pbck.
ISBN 3-431-03227-3.

Dr. med. Woldemar Teichmann
Leben nach dem Herzinfarkt
Risiken und Chancen.
2. Auflage. 106 Seiten. Pbck.
ISBN 3-431-02585-4.

Helga Vollmer
**Die Schilddrüse,
das launische Organ**
Funktionen kennen – Störungen vorbeugen – Erkrankungen heilen.
144 Seiten mit zahlreichen Abbildungen. Pbck.
ISBN 3-431-03350-4.

Helga Vollmer
Jungbrunnen Hormone
Wie sie wirken, was sie bewirken.
136 Seiten mit zahlr. Abbildungen.
Pbck.
ISBN 3-431-03223-0.

Helga Vollmer
Die Jahre zählen nicht
Mein Alter bestimme ich selbst.
160 Seiten. Pbck.
ISBN 3-431-03251-6.
Der vernünftige Weg zum Älterwerden.

Ratgeber Ehrenwirth

Lutz Bernau
Heilgymnastik aus dem Reich der Mitte
Das Tao zum Heilen.
2. Auflage. 104 Seiten mit zahlreichen Abbildungen. Pbck.
ISBN 3-431-02553-6.

Thérèse Bertherat
Der Tiger im Versteck
Der Weg zum körperlich-seelischen Gleichgewicht.
208 Seiten mit zahlreichen Fotos (in Zusammenarbeit mit Charles Degot) und Zeichnungen. Pbck.
ISBN 3-431-03150-1.

Die Übungen sind einfach, aber umso überraschender. Der Lohn für die Bemühungen sind eine neue Wahrnehmung des Körpers, die Entwicklung verkümmerter Fähigkeiten, eine neue Beweglichkeit – und das Ende chronischer Rückenschmerzen.

Thérèse Bertherat / Carol Bernstein
Der entspannte Körper
Schlüssel zu Vitalität, Gesundheit und Selbstbestimmung.
3. Auflage. 120 Seiten. Pbck.
ISBN 3-431-02420-3.

Die von der Autorin entwickelten Entspannungsübungen lösen Verkrampfungen und führen zu neuem Selbstbewußtsein und vorher nicht gekannter Vitalität.

Prof. Dr. Hans A. Bloss
Topfit durch Bewegung
Das Balanced-Fitness-Konzept.
Ein BR-Buch.
176 Seiten.
ISBN 3-431-03311-3.

Dieses Buch zeigt, wie mit wenig Zeitaufwand auch bei geringer sportlicher Kondition ein motivierendes Fitness- und Bewegungstraining aufgebaut werden kann.

Erika Grube
Bewegungstherapie nach Franz Nowotny
224 Seiten mit zahlreichen Abbildungen. Pbck. ISBN 3-431-03143-9.

Heilen und bessern nur durch Bewegung.

Mariann Kjellrup
Bewußt mit dem Körper leben
Spannungsausgleich durch Eutonie.
7. Auflage. 96 Seiten mit 100 Zeichnungen und einem ärztlichen Beitrag. Pbck. ISBN 3-431-02145-X.

Eutonie bezeichnet »den Zustand größtmöglicher Ausgeglichenheit, den ein Mensch erreichen kann und in dem er mit sich und seiner Umwelt leben sollte«.

Hiltrud Lodes
Atme richtig
Der Schlüssel zu Gesundheit und Ausgeglichenheit.
4. Auflage. 140 Seiten mit zahlreichen Zeichnungen. Pbck.
ISBN 3-431-02554-4.

Sue Luby
Hatha Yoga
Ihr Programm für die Gesundheit.
3. Auflage. 264 Seiten, mit 500 Abbildungen. Spiralbindung.
ISBN 3-431-02613-3.

Paramhans Swami Maheshwaranda
Yoga für Gelenke
Der Übungsplan gegen Gelenkbeschwerden.
152 Seiten mit zahlreichen Abbildungen. Pbck. ISBN 3-431-03288-5.

Mit regelmäßigen täglichen Yogaübungen können Gelenkbeschwerden vermieden, vermindert oder sogar beseitigt werden. Jeder – auch der Yoga-Anfänger – findet die geeigneten Übungen für bestimmte Gelenke.

Ratgeber Ehrenwirth

Lutz Bernau
Schmerzfrei ohne Tabletten
Das große Akupressurbuch. – Vorwort
von Prof. Dr. med. Adolf-Ernst Meyer.
125. Tsd. 312 Seiten mit zahlr. Ab-
bildungen. Pbck.
ISBN 3-431-02421-1.
Bestseller seit vielen Jahren.

Dr. med. Mathäus Fehrenbach
Kneipp A – Z
2. Auflage. 232 Seiten mit Abbildungen. Geb.
ISBN 3-431-02612-5.

Hans Höting
Die Moxatherapie
Wärmepunktur –
Eine klassische chinesische Heil-
methode.
256 Seiten mit zahlreichen Abbildun-
gen. Pbck.
ISBN 3-431-03219-2.

Dr. Patrick Horay / David Harp
Die 10-Minuten Heißwassertherapie
Schnelle Hilfe bei Rückenschmerzen
und Verspannungen.
112 Seiten mit zahlr. Abbildungen.
Pbck.
ISBN 3-431-03316-4.

Monika Husel / Gernot Knaus /
Hans Finck (Hrsg.)
**Natürlich Heilen –
Umweltmedizin heute**
Die erfolgreichsten Therapien der Welt.
160 Seiten. Pbck.
ISBN 3-431-03287-7.

Monika Husel / Astrid Stein /
Gernot Knaus
Nie wieder krank
Neue Therapien gegen Allergien,
Candida, chronische Müdigkeit.
2. Auflage. 128 Seiten. Pbck.
ISBN 3-431-03198-6.

Dr. med. Josef H. Kaiser (Hrsg.)
Das große Kneippbuch
Handbuch der naturgemäßen Lebens-
und Heilweise.
Sonderausgabe. 10. Auflage. 596 Sei-
ten mit vielen Abbildungen. Geb.
ISBN 3-431-02286-3.

Sebastian Kneipp
**Meine Wasserkur –
so sollt Ihr leben**
Herausgegeben und bearbeitet von
Dr. med. Christian Fey.
2. Auflage. 512 Seiten. 12 farb. Ab-
bildungen. Zahlr. Zeichnungen. Geb.
ISBN 3-431-02981-7.

Peter Köster
Spagyrik
Die Alternative: Heilung aus Pflanzen.
240 Seiten. Pbck.
ISBN 3-431-03154-4.

Kevin und Barbara Kunz
Durch die Füße heilen
Anleitungen zur Reflexzonen-Therapie.
4. Aufl. 156 Seiten mit 363 Zeichnun-
gen. Pbck.
ISBN 3-431-02666-4.

Ulrich W. Teleu / Michael A. Grenzebach
Wer heilt, hat recht!
Naturheilweisen – wie sie wirken, was
sie können.
130 Seiten mit farbigen Abbildungen.
Pbck.
ISBN 3-431-03048-3.

Norbert Wölfl
Ganzheitstherapie bei Allergien
128 Seiten. Pbck.
ISBN 3-431-03078-5.

Ratgeber Ehrenwirth

Maximilian Alexander
Kinderkrankheiten sanft behandeln
Ein naturmedizinisches Handbuch für
Eltern. 88 Seiten mit Abb. Pbck.
ISBN 3-431-03046-7.

Nadja Brandstätter / Helga Kalmár /
Markus Metka
Wechseljahre
Neue Chancen für die Frau.
176 Seiten. Pbck. ISBN 3-431-03264-8.

Aggy und Frank Burczyk
Kosmetiklexikon
Nutzen und Risiken kosmetischer
Grund- und Inhaltsstoffe.
2. Aufl. 176 Seiten. Pbck.
ISBN 3-431-03062-9.

Dr. Sandra Cabot
**Die Frau –
Das große Gesundheitsbuch**
Beratung, Vorsorge, Therapie.
400 Seiten mit zahlr. Abbildungen.
ISBN 3-431-03309-1.

Angela Kilmartin
Blasenentzündung
Zystitis, Urethritis
Anleitungen zur Selbsthilfe.
4. Auflage. 168 Seiten mit zahlr. Abb.
Pbck. ISBN 3-431-02444-0.

Susan M. Lark
Die Menopause
Der glückliche Wechsel in einen neuen
Lebensabschnitt.
192 Seiten mit zahlr. Abbildungen.
Pbck. ISBN 3-431-03221-4.

Natürlich und sicher
Natürliche Familienplanung.
Ein Leitfaden.
Herausgegeben von der Arbeitsgruppe
Natürliche Familienplanung /
Malteser-Werke e.V.
9. Auflage, 128 Seiten mit zahlr. Abb.
Pbck. ISBN 3-431-02947-7.

dazu: **NFP Anleitung**
4. Auflage, 104 Seiten DIN A 4, Ring-
heftung. ISBN 3-431-03020-3.

Roger Neuberg
Ich will ein Kind!
Rat und Hilfe bei Unfruchtbarkeit.
240 Seiten, mit zahlreichen Abbil-
dungen. Pbck.
ISBN 3-431-03285-0.

Gisela Preuschoff
Sinfonie der Düfte
Aromatherapie für Frauen.
2. Auflage. 136 Seiten. Pbck.
ISBN 3-431-03310-5.

Susan Quilliam
Befund positiv
Medizinische Fakten, Risiko und Heilungschancen nach der Frühdiagnose
des Zervixkarzinoms.
168 Seiten. Pbck. ISBN 3-431-03123-4.

Dr. med. Caroline Shreeve
Die Tage vor den Tagen
Monatsbeschwerden vor den kriti-
schen Tagen und wie man sie los wird.
3. Auflage. 124 Seiten mit Abb. und
Tab. Pbck. ISBN 3-431-02681-8.

Dr. Friedrich Schliemann
Frauen-Fragen
Die wichtigsten Fragen an den Frauen-
arzt verständlich beantwortet.
112 Seiten. Pbck. ISBN 3-431-03335-0.

Dr. med. Ursula Sottong u. a.
Der natürliche Weg
Liebe zwischen den Zeiten – Frauen
und Männer im Spannungsfeld von
Sexualität und Fruchtbarkeit.
108 Seiten. Pbck. ISBN 3-431-03126-9.

Philip Strax
Selbstkontrolle gegen Brustkrebs
Vorbeugung, Früherkennung, Heilung
und was Sie darüber wissen müssen.
120 Seiten. Pbck. ISBN 3-431-03250-8.

Merryl Winstein
Signale der Fruchtbarkeit
Der sichere Weg, fruchtbare und
unfruchtbare Tage zu erkennen.
144 Seiten. Pbck. ISBN 3-431-03317-2.

Ratgeber Ehrenwirth